당뇨병에 좋은 특허 받은 약초

당뇨병에 좋은 특허 받은 약초
초판 1쇄 인쇄 2024년 6월 1일
초판 1쇄 발행 2024년 6월 5일

지은이 조식제
감　수 김소형
펴낸이 양동현
펴낸곳 아카데미북
　　　　출판등록 제13-493호
　　　　주소 02832, 서울 성북구 동소문로13가길 27
　　　　전화 02) 927-2345　팩스 02) 927-3199

ISBN 979-89-5681-207-6 / 13510

www.iacademybook.com

내 몸을 살리는 풀·나무·버섯 ❶

당뇨병에 좋은 특허 받은 약초

조식제 변리사 지음 | 김소형 한의사 감수

아카데미북

세상을 살아가면서 우리는 때때로 자연의 선물을 잊곤 합니다. 하지만 그 속에 숨겨진 치유의 비밀은 시대를 초월하여 우리의 삶을 더욱 풍요롭게 만들어 줍니다.

이 책은 약초나 버섯 등 자연의 선물을 활용하여 심각한 만성질환인 당뇨병을 예방하고, 당뇨병 환자와 그 가족들이 건강한 삶을 누릴 수 있게 하려는 목적이 있습니다.

인슐린의 발견 같은 의학적 진보에도 불구하고, 전 세계 당뇨병 환자 수가 5억 3천만 명을 넘어섰다고 하며, 우리나라 당뇨병 환자만 해도 570만 명이 넘는다고 합니다.

당뇨병은 혈당을 조절하는 인슐린이 부족하거나 제대로 기능하지 못해 일어나는 대사질환으로, 선천적 요인에 의한 제1형과 후천적 요인에 의한 제2형 당뇨병이 있습니다. 원인과 형태가 다양한데, 이 중 제2형 당뇨병이 전체 환자의 96%를 차지하며, 의식주가 풍요로워지면서 눈에 띄게 급증하고 있습니다.

당뇨병은 혈당 수치의 문제를 넘어, 우리의 식습관, 생활 방식, 우리가 사는 환경에까지 영향을 미치는 복합적인 문제입니다. 또한 급성과 만성으로 나뉘는 다양한 합병증으로 인해 환자의 삶의 질이 크게 저하되며, 심각한 경우 생명의 위협을 받게 됩니다. 이는 단순한 개인의 문제를 넘어,

사회적 문제로 확대되고 있음을 의미합니다.

당뇨병의 예방과 치료를 의료기관에만 의존하기에 한계가 있는 것은, 생활 습관과 깊이 연관되어 있기 때문입니다. 따라서 개인이나 가족들의 식생활 개선과 운동요법 등 많은 노력이 필요합니다.

이 책은 당뇨병을 직접 치료하는 방법이라기보다는 당뇨병을 예방하고 개선하는 데 어떤 약초가 어떻게 도움이 되는지를 알리고자 한 책입니다. 최근의 특허와 연구 논문 등 검증된 자료를 통하여 과학적 근거를 확인하고, 자연의 선물인 약초를 일상생활에 효과적으로 활용하는 방법도 찾아보는 것입니다.

자연과 함께하는 여정을 통해, 우리는 더 건강하고 행복한 삶을 살 수 있습니다. 이 책을 통해, 인내심이 필요한 당뇨병과의 싸움에서 자연이 우리에게 제공하는 혜택을 잘 이용할 수 있기를 기대합니다. 나아가 우리의 삶에 긍정적인 변화를 가져다주길 바랍니다. 늘 건강하십시오!

2024년 초여름
여운 조식제

본초학은 약초를 조합하여 병증에 딱 맞는 적합한 처방을 내는 학문이자
'자연을 소재로 하는 마술'이라고 생각합니다. 이 세상의 모든 식물을 약
재로 이용할 수 있기 때문에, 레시피를 어떻게 하느냐에 따라 약이 되기
도 하고, 음식이 되기도 하고, 독이 되기도 합니다.

이는 한의학자인 제가 『본초강목』과 『동의보감』 등을 비롯한 다양한 본
초학 고전에 있는 2만 여 가지 이상의 본초 레시피를 현대적으로 재해석
하고 실생활에 응용하는 일을 필생의 과업으로 삼고 있는 이유이기도 합
니다.

매년 당뇨병 환자가 꾸준하게 증가하고 있습니다. 한방에서는 당뇨를
'소갈병(消渴病)'이라고 합니다. 대표적인 증상으로 '삼다(三多)', 곧 갈증이
나서 물을 많이 마시는 '다음(多飮)', 소변이 늘어나는 '다뇨(多尿)', 많이
먹는데도 체중이 감소하는 '다식(多食)'이 있습니다. 당뇨병은 무엇보다
음식을 먹는 것 자체가 당뇨의 직접적인 원인인 혈당을 높이는 행위이기
때문에, 무엇을, 어떻게 먹느냐가 중요합니다.

조식제 변리사가 쓴 『당뇨병에 좋은 특허 받은 약초』는 당뇨병을 개선하
는 데 도움이 되는 약초를 선별해 놓은 책입니다. 버섯을 포함한 약초의
특성을 소개하면서 당뇨병과 관련한 특허와 논문을 함께 수록하였고, 개
별 약초의 다양한 활용법 등을 다루고 있습니다. 전통 한의학과 민간요

법으로 통용되던 수많은 약초의 효능이 과학적으로도 근거가 있음을 알 수 있게 해 줍니다. 이 책을 읽으면서 우리는 선조들의 자연에 관한 선험적 지혜와, 오랜 세월 동안 차곡차곡 쌓아 온 한의학적 경험이 얼마나 값진 것인가를 느끼고 이해할 수 있습니다.

이 책이 당뇨환자뿐만 아니라 건강에 관심이 많은 분에게도 당뇨병 관리의 길잡이가 되었으면 합니다. 더불어 본초학전공 한의학박사로서, 이 기회를 통해 약초의 매력을 많은 분이 알아봐 주길 바랍니다.

한의학박사 김소형

[목차]

당뇨병에 좋은 풀 32가지

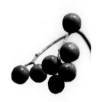

당뇨병에 좋은 나무 27가지

당뇨병에 좋은 버섯 19가지

당뇨병이란 무엇인가?

당뇨병이란 무엇인가?

당뇨병은 혈액 내 포도당의 수치가 높아져 소변으로 배출되는 질병으로, 역사가 아주 오래되었다. 고대 인도의 경전 『아유르베다』에는 "오줌을 많이 누고 심한 갈증을 호소하면서 점점 쇠약해지는 병에 걸린 환자가 소변을 보면 개미와 벌레들이 그 주위로 유난히 많이 들끓는다"라는 기록이 있다.

당뇨병을 적절하게 관리하지 않고 방치하면 신장 · 족부궤양 · 망막 · 신경 등 다양한 미세혈관 합병증과, 고혈압 · 동맥경화 · 고지혈증 등의 관상동맥 질환, 뇌졸중 등 합병증을 유발하기 쉽다. 그래서 당뇨병을 '침묵의 살인자'라고도 한다.

질병관리청은 당뇨병을 다음과 같이 정의하고 있다.

당뇨병이란 혈액 내의 포도당(혈당) 함량이 높아서 소변으로 포도당이 넘쳐 나오는 데서 지어진 이름이다. 우리가 탄수화물을 섭취하면 위장에서 소화효소에 의해 탄수화물의 기본 구성 성분인 포도당으로 변한 다음 혈액으로 흡수된다. 포도당은 우리 몸이 사용하는 가장 기본적인 에너지원으로서, 흡수된 포도당이 우리 몸의 세포들에서 이용되기 위해서는 인슐린이라는 호르몬이 필요하다.

인슐린은 췌장의 베타 세포에서 분비되며, 식사 후 올라간 혈당을 낮추는 기능을 하는데, 만약 인슐린이 부족하거나 인슐린 저항성이 커져 인슐린의 작용이 원활하지 않게 되면 몸속에 흡수된 포도당은 이용되지 못하고 혈액 속에 쌓여 소변으로 넘쳐 나오게 되고, 이런 병적인 상태를 '당뇨병'이라고 부른다.

당뇨병의 일반적인 세 가지 증상은 다음(多飮), 다식(多食), 다뇨(多尿)이며 특별한 증상이 없을 수도 있다.

전 세계 5억 3,700만 명이 당뇨병 환자

1991년 유엔(UN)과 세계보건기구(WHO) 및 국제당뇨병연맹(IDF)은 매년 11월 14일을 세계 당뇨병의 날(World Diabetes Day)로 제정하였다. 특정 질환과 관련하여 기념일이 지정한 것은 당뇨병이 최초로, 11월 14일은 당뇨병 치료에 핵심적 역할을 하는 인슐린을 이용하는 방법을 개발한 캐나다의 생리학자 프레데릭 밴팅(Frederick Banting)의 생일이기도 하다.

인슐린이 발견되기 100년 전만 해도 당뇨병은 불치의 병이었다. 당뇨병 환자들은 최소한의 음식을 섭취하는 일명 '굶주림 치료'를 받았고 이 때문에 기아 상태에서 겨우 목숨을 부지하거나, 감염이나 실명 같은 각종 합병증을 앓다 죽음에 이르렀다. 인슐린 발견은 이런 비극을 막아 준 기적의 사건이었다.

코로나 19 팬데믹과 당뇨병

코로나 19와 당뇨의 인과관계는 아직 밝혀진 바 없지만 코로나 19와 당뇨병의 연관성이 의심되는 사례는 팬데믹 기간 이어지고 있다. 국제당뇨병연맹

앤드류 불튼(Andrew JM Boulton)회장도 "논란의 여지가 있긴 하지만 코로나바이러스에 유도되는 당뇨병이 있을 수 있다"고 설명한 바 있다.

미국당뇨병협회의 로버트 가베이(Robert Gabbay) 박사는 이어 "팬데믹으로 인한 경제적 혼란은 특히 사람들의 식단에 영향을 미쳤다. 영양 지원을 받는 사람들의 거의 절반이 받는 음식이 당뇨병에 좋지 않다고 말한다"고 하면서 음식 여건이 악화되었음을 지적했다.

당뇨병의 종류

당뇨병은 그 기전에 따라 제1형 당뇨병과 제2형 당뇨병으로 나누는데, 췌장에서 인슐린이 분비되지 않아서 발생한 당뇨병을 '제1형 당뇨병', 인슐린 분비 능력은 일부 남아 있으면서 상대적으로 인슐린 저항성이 증가하여 발생하는 경우를 '제2형 당뇨병'이라고 한다.

제1형 당뇨병
우리나라 당뇨병의 2% 미만을 차지하며 주로 사춘기나 유년기에 발생한다. 일반적으로 30세 전에 진단되는 경우가 많고, 외부에서 인슐린을 주입하는 인슐린 치료가 필수적이다. 유전적인 요인이 많이 작용하는 것으로 알려져 있다.

제2형 당뇨병
몸의 인슐린 저항성이 커지면서 인슐린의 작용이 원활하지 않고 상대적으로 인슐린 분비의 장애가 생겨 혈당이 올라가는 것이 특징이다. 현대인의 당뇨병 대부분이 제2형 당뇨병이다. 보통 40세 이상의 연령에서 발생하고, 비만이거나 과체중인 경우가 많다. 최근에는 30세 이하의 젊은 제2형 당뇨병 환자가 증가하고 있다. 식습관을 비롯한 생활 습관이 불러오는 질환이라고 할 수 있다.

기타

임신성 당뇨병도 있고, 내분비질환, 특정한 약물, 화학물질 등에 의한 당뇨병, 논란의 여지가 있긴 하지만 코로나바이러스에 유도되는 당뇨병도 있을 수 있다. 당뇨병은 단순히 혈당만 상승하는 병이 아니다. 제대로 조절되지 않으면 급성 또는 만성합병증이 발생할 수 있다. 따라서 건강한 생활 습관을 유지하고, 체중 조절과 약물 치료를 통해 혈당을 잘 관리하며, 정기적인 진료와 지속적인 추적검사를 통해 합병증을 예방하는 것이 중요하다.

당뇨병을 이기는 습관

스트레스를 줄인다

스트레스가 면역체계를 약화시킨다는 사실은 많은 연구에서 입증된 바 있다. 당뇨병은 항상 피곤하고 따라서 생활의 활력이 떨어진다. 그러므로 당뇨병을 낫게 하려면 환자 스스로 본래의 생명력을 믿고 자생력과 면역력을 회복하려는 노력을 해야 한다. 그러려면 건전한 생활 습관과 식습관을 지녀야 하고, 무엇보다 스트레스를 줄여야 한다.

당뇨병을 관리하는 10가지 기본 원칙

- 혈당을 잘 관리한다.
- 고혈압 관리에 힘써야 한다.
- 식사요법을 잘 실천한다.
- 운동요법을 잘 실천한다.
- 적정 체중을 유지한다.
- 약물요법을 잘 실천한다.
- 정기검진을 빠뜨리지 않는다.
- 저혈당에 주의한다.
- 스트레스를 잘 관리한다.
- 발을 잘 관리한다.　　　　　　　　대한당뇨병학회

스트레스는 저절로 없어지지 않는다. 자신이 좋아하는 분야에 몰입하는 것이 스트레스를 해소하는 하나의 방법이 될 수 있다. 다만 한 가지에 집착하는 것도 스트레스를 불러온다. 과유불급(過猶不及) 즉 지나친 것은 미치지 못한 것과 같다.

등산도 스트레스를 해소하는 데 도움이 된다. 등산 과정에서 몸이 힘들어지면 이에 집중하게 되면서 도시에서 받은 정신적인 스트레스를 잊게 된다. 또한 부부와 자녀을 비롯한 가족관계는 물론 남을 이해하고 배려하며 봉사하는 마음을 지녀야 의료 기관의 치료도 효력이 커진다. 그러므로 당뇨병은 마음가짐에 따라서 고치거나 완화할 수 있고, 건강을 회복할 수 있다.

『동의보감』의 「신형편(身形篇)」 '이도요병(以道療病)'에서 구선(臞仙)은 "옛적에 신성(神聖)한 의사들은 사람의 마음을 다스려서 병이 나지 않게 하였다. 지금 의사들은 단지 사람의 병만 치료할 줄 알고 마음을 다스릴 줄은 모른다. 이것은 근본을 버리고 끝을 쫓는 것이며 원인을 찾지 않고 나타난 증상만을 치료하여 병을 낫게 하려고 하는 것이니 어리석은 일이 아닌가. 비록 일시적인 요행수로 나았다고 하더라도 이것은 민간의 서투른 의사들의 일 처리이므로 얻을 것이란 없다"라고 말하였다.

피를 맑게 한다

우리 몸에는 약 10만km의 혈관이 있는데 심장에서 나온 피가 동맥과 정맥의 혈관을 통해 대순환하고 다시 심장으로 돌아가는 데는 불과 1~2분밖에 걸리지 않는다고 한다. 혈액이 혼탁하거나 혈관벽이 좁아지면 혈액순환에 지장이 생기고, 영양분이나 산소의 공급, 노폐물 배출 등에 장애가 생기고 온갖 성인병이 따라온다.

건강한 음식과 충분한 운동으로 혈액을 맑게 하면 현대인의 각종 질환을 예방하거나 치료하는 데 도움이 된다. 당뇨병도 마찬가지라 할 것이다.

운동을 한다

제2형 당뇨병은 기본적으로 영양분 과잉에서 출발한다. "뚱뚱하면 일단 당뇨병을 의심하라"는 말이 있다. 필요 이상의 영양분은 체내에 축적되어 비만으로 이어지거나, 한계를 넘으면 몸 밖으로 배출하게 된다. 우리 몸에 필요한 영양분 즉 포도당을 배출하게 되는 병적인 상황이 당뇨병이다. 열역학 제1 법칙, 에너지 보존의 법칙이 우리 몸에도 적용된다. 따라서 과식이나 당뇨병을 유발하는 탄수화물과 지방을 지나치게 섭취하지 않아야 하고, 충분한 운동으로 혈액 내 남는 영양분을 소모해야 한다. 쉽지는 않겠지만 체내의 과잉 영양분을 저장하거나 배출하지 않고 소모하는 체질로 바꾸는 것이 당뇨병을 극복하는 첫걸음이 될 수 있다. 저장성 체질을 소모성 체질로 바꾸는 데는 운동이 좋다.

운동 부족은 비만을 초래하고, 근육을 약화하며 저항력을 떨어뜨려 고혈압과 동맥경화 등 성인병의 원인이 된다.

음식으로 보완한다

식욕은 과학 이상의 무언가가 있다. 사람들은 저마다 구미가 당기는 음식이 있는데, 이는 몸에 필요한 것을 외부에서 충당하려는 것이다. 건강한 사람은 먹고 싶은 음식을 입맛대로 먹어도 된다. 다만 과식은 피한다는 전제가 필요하다. 반면 당뇨병 환자는 먹고 싶은 대로 먹으면 병을 악화시킬 수 있으므로 자신의 먹거리를 살펴볼 필요가 있다. 당뇨병은 먹어서 생긴 병이므로, 좋은 것을 먹어서 병을 치료하기보다는 몸에 나쁜 음식을 먹지 않는 것이 답일 수 있다.

'식약동원(食藥同原)'이란 말이 있다. 제철 음식이 곧 약(藥)이기도 하다. '식치(食治)'라는 말도 있는데, 음식물로 질병에 대한 치료 효과를 얻는 식이요법을 말한다. 이 책에서 소개하는 약초나 버섯들은 당뇨병을 치료하는 약이 아니다. 다만 자신의 상황에 맞는 방법을 선택할 수 있는 근거를 제공하는 데 있다. 가급적 좋은 식재료를 선택하고 건강차를 마시는 것은 식치에 도움이 될 것이다.

보릿고개 춘궁기 음식이 당뇨식 _ 불과 반세기 전 보릿고개 시절에는 보리밥도 양껏 먹지 못했다. 그런데 오늘날 보니 그 천덕꾸러기 보리밥은 다이어트에 도움이 되고 당뇨병 환자에게도 좋은 음식이다. 곡식이 부족한 춘궁기에 양을 늘리느라 쌀보다 나물이 훨씬 많았던 나물밥이 당뇨병 개선에 도움이 된다.

하지만 극단적인 굶주림 요법은 바람직하지 않다. 약물 치료 중인 당뇨병 환자가 최근에 유행하는 간헐적 단식을 시행하거나 공복에 운동을 하는 경우 저혈당이 발생할 수 있다. 저혈당은 당뇨병 환자의 사망률을 증가시킬 수 있으며, 노인 당뇨병 환자의 경우 인지장애나 치매 발생 위험을 높일 수 있기 때문에 반드시 피해야 한다. 저혈당 위험을 감소시키기 위해 올바른 식습관과 운동요법을 시행하면서 당뇨병 교육을 주기적으로 받고 자신의 몸 상태를 이해한다면 당뇨병을 잘 치료하고 합병증도 예방할 수 있다.

최근 당뇨병 환자가 증가하면서 당뇨병과 관련된 건강기능식품이 넘쳐나고 있다. 그러나 이러한 건강기능식품은 많은 경우 자신의 체질에 맞지 않을 수 있다. 또 건강기능식품을 맹신하거나 잘못된 건강 정보를 받아들여 약물 치료를 임의로 중지하는 것은 당뇨병의 합병증 발생 위험을 높일 수 있으므로 주의해야 한다.

당뇨에 좋은 약초 이용 시 주의사항 _ 당뇨에 좋은 약초로 차를 만들어 마시거나 일상에서 음식을 만들어 먹는 것은 좋은 습관이다. 그런데 발효액은 당도가 높아 혈당치를 높일 수 있으므로 최소한으로 이용하는 것이 좋다. 이 발효액으로 발효주를 만든 뒤 초산 발효시켜 당뇨에 영향을 덜 미치는 기능성 식초가 된다.

PART 1

당뇨에 좋은 풀 32가지

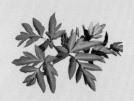

감국

학명 *Chrysanthemum indicum* L. 과명 국화과

특성

흔히 '들국화'라고 부른다. 비교적 따뜻한 지역의 산이나 들, 바닷가에 서식한다. 크기는 약 1m~1.5m이다. 목질화된 줄기는 검붉은색이고, 9~10월경 노란 꽃이 핀다. 키는 60~90cm 정도로 자라며, 잎 끝이 다섯 갈래로 갈라진다. 감국과 비슷한 산국은 산지에 자라는데 감국에 비해 꽃이 작으며 쓴맛이 강하므로 주로 감국을 이용한다.

효능

특유의 향기가 있고, 약성은 조금 달면서도 쓰며 성질은 약간 차다. 고혈압에 약차나 약술을 복용하고, 두통이나 불면증에는 말린 꽃으로 베개를 만들어 썼다. 중국에서도 '불로장수의 약용주'라 하여 술을 만들어 중양절(음력 9월 9일)에 마셨다. 최근 연구에 의하면, 감국 추출물은 헬리코박터 파이로리균에 의한 각종 위장질환을 치료하고, 골다공증을 예방하며 치

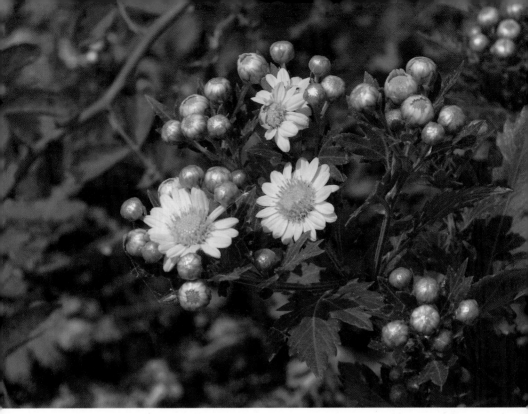

매 예방이나 기억력 증진에도 도움이 된다고 한다. 또한 인체에 독성이 없고 비교적 안전하며 혈당 강하, 당뇨 억제, 당뇨합병증의 예방 및 치료제로 이용될 수 있다고 한다.

감국의 당뇨병에 관한 특허와 논문

감국 추출물이 함유된 조성물은 인체에 독성이 없고 비교적 안전하며 혈당 강하, 당뇨 억제, 당뇨합병증의 예방 및 치료제로 이용될 수 있다. | 감국 추출물을 함유하는 당뇨병, 당뇨합병증의 예방 및 치료용 약학조성물, 특허등록 제995163호

감국, 쌀, 팥, 수수, 기장, 현미, 검은콩, 옥수수, 우엉, 당근, 표고버섯 및 다시마를 포함하는 혼합곡은 스트레스 해소 작용이 있는 국화와 식미감이 좋고 영양소가 골고루 함유되어 있는 잡곡을 이용한 혼합곡을 섭취하는 것만으로도 당뇨병의 개선 및 예방 효과를 제공할 수 있다. | 감국을 포함

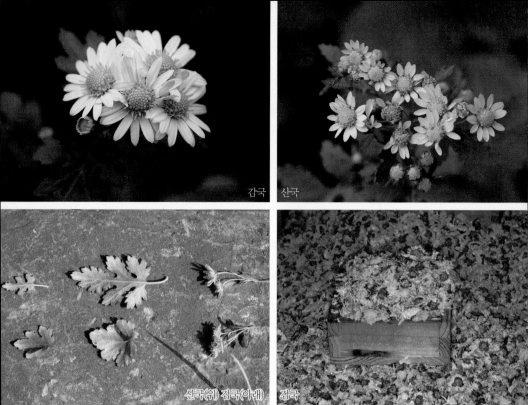

감국과 산국

하는 당뇨병 개선 및 예방을 위한 혼합곡 조성물, 특허등록 제1807741호, 경남대학교

감국 추출물을 유효성분으로 포함하는 본 발명은 우수한 항비만 효능뿐만 아니라 지질 침착 감소 효능을 가지므로 비만, 비만 관련 질환 또는 당뇨 합병증의 예방, 개선 또는 치료용 조성물에 관한 것이다. | 감국 추출물 또는 분획물을 유효성분으로 포함하는 비만, 비만 관련 질환 또는 합병증의 예방, 개선 또는 치료용 조성물, 특허등록 제1785495호, 원광대학교 외 2

몸에 좋은 이용법

감국꽃차 | 꽃을 그늘에서 말려 따뜻한 물에 우려 그 물을 마시면 두통에 좋으며 당뇨병에도 도움이 된다. 가루로 만들어 한 번에 2~3g씩 먹기도 한다. 감기로 인한 두통에도 좋은데 체온을 낮추는 작용을 하므로 과

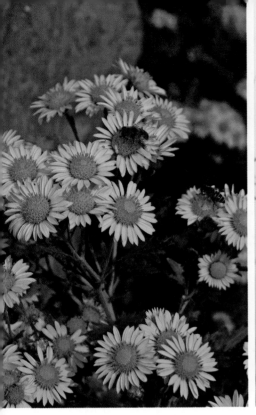
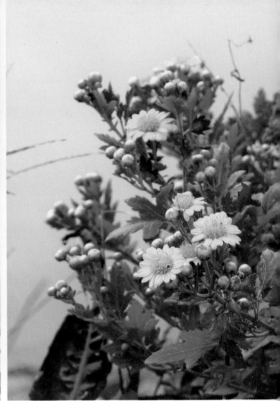

감국

용하지 않는 것이 좋다.

꽃 발효액 | 감국꽃과 설탕을 1 : 1로 섞어서 발효액을 만들어 두었다가 물로 희석하여 차로 마시거나, 쿠키나 빵에 넣으면 국화 향이 난다.

꽃술 | 꽃을 증류주에 넣고 밀봉하여 3~4개월 숙성시키면 감국 담금주가 된다. 감국을 섞은 찹쌀로 고두밥을 만들어서 누룩과 치댄 뒤, 항아리에 넣고 발효시키면 발효주가 된다.

덖음차 | 어린순을 덖어서 차로 음용한다.

어린순 나물 | 어린순을 데치고 우려서 나물로 먹는다.

천연비누 | 잎과 꽃을 말려서 가루 내어 천연비누를 만든다.

목욕제 | 줄기나 잎을 잘게 썰어서 목욕제로 쓰면 피로 해소, 피부병 개선 효과가 있다.

베개 | 잘 말린 감국의 줄기와 잎, 꽃으로 베개를 만들어 이용한다.

갯기름나물

학명 *Peucedanum japonicum* Thunb. 과명 미나리과

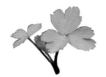

특성

바닷가에서 잘 자라는 여러해살이풀로, 시중에서 '방풍나물'로 팔린다. 뿌리는 한약재인 방풍(防風)의 대용으로 이용하므로 '식방풍(植防風)'이라고 한다. 줄기는 곧게 서며, 키는 60~100cm이고, 뿌리는 굵고 깊게 내려가며 6~8월에 흰색 꽃이 핀다. 내륙에서도 잘 자라므로 특용 작물로 많이 재배한다.

산에는 '기름나물'이 있고, 바닷가 모래밭에는 '해방풍(海防風)'으로 부르는 '갯방풍'이 있다. 기름

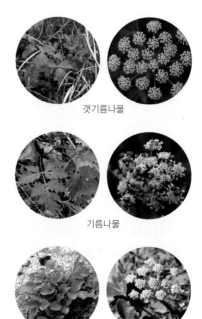

갯기름나물

기름나물

갯방풍

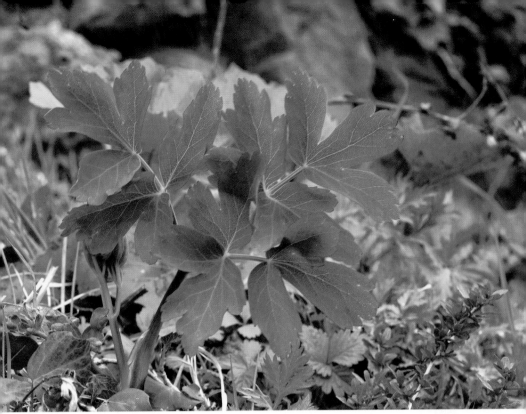

나물과 갯방풍도 식용, 약용한다.

효능

독이 없고 맛은 맵거나 달고 성질은 따뜻하다. 한방에서는 감기로 인한 두통, 신경통, 중풍, 안면신경마비 등에 약용하고, 민간에서는 기침을 멎게 하는 데 뿌리를 달여 먹기도 한다.

최근의 여러 연구에 의하면, 갯기름나물에서 추출한 물질이 인슐린 저항성을 감소시키고 우수한 혈당 강하 작용을 나타내므로, 당뇨병 및 각종 합병증의 치료에 유용한 약제 및 건강기능식품으로 이용할 수 있다.

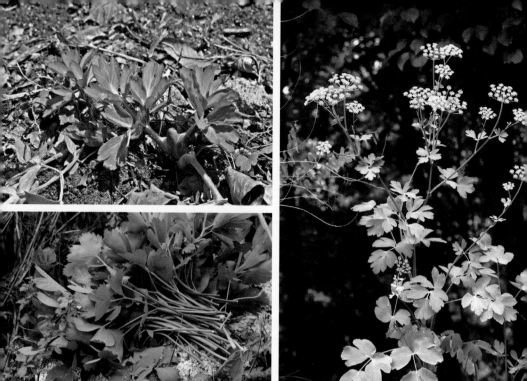

갯기름나물

갯기름나물의 당뇨병에 관한 특허와 논문

갯기름나물의 항당뇨 쿠마린과 시스클리톨 화합물은 식후성 고혈당증을 30% 이상 유의하게 억제한다. | 갯기름나물로부터의 항당뇨 쿠마린과 시스클리톨 화합물, 약학회지, 2004. 12월, 성균관대학교 약학대학 이성옥 외 8

갯기름나물 잎 추출물은 우수한 알파 글루코시다제 활성의 억제 효과가 우수하여 당뇨 또는 비만의 예방 또는 치료제로 유용하다. | 갯기름나물 잎 추출물을 포함하는 당뇨병 또는 비만의 예방 또는 치료용 조성물, 특허등록 제1625721호, 순천대학교 외 1

식방풍 추출물은 인슐린 저항성을 감소시키고 우수한 혈당 강하 작용을 나타내므로, 당뇨병 및 각종 합병증의 치료에 유용한 약제 및 건강기능식품으로 이용할 수 있다. | 식방풍 추출물을 포함하는 당뇨병 예방 및 치료를 위한 조성물, 특허공개 제10-2005-0003665호, 씨제이주식회사

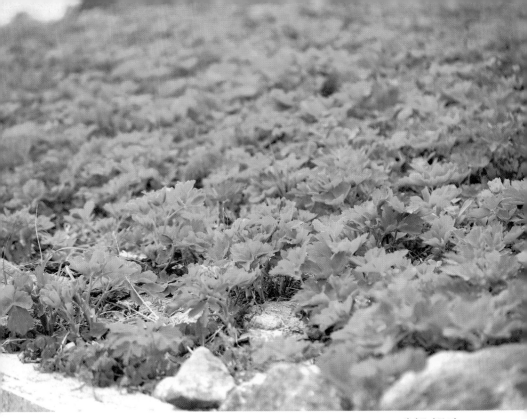

몸에 좋은 이용법

쌈 채소 | 어린순과 잎을 쌈채소로 이용한다.

나물 반찬 | 어린순과 잎을 데쳐서 나물 반찬을 만든다.

나물밥 | 방풍나물 밥을 지어 먹는다.

장아찌 | 장아찌를 담근다.

녹색 가루 | 녹색 가루를 만들어 면이나 떡 등에 이용한다.

※ '식방풍 잎 차 제조방법(특허등록 제2320421호)', '갯기름나물 잎을 함유하는 막걸리(특허등록 제1424059호)', '갯기름나물이 첨가된 막국수(특허공개 제1020130013799호)', '식방풍을 첨가한 고로케', '식방풍 쿠키' 등 관련 특허가 다양하다.

눈을 밝게 해 주는 씨앗

결명자

학명 *Senna tora* (L.) Roxb. 과명 콩과

특성

한해살이풀로, 키는 1~1.5m 정도로 자라며, 6~8월에 노란색 꽃이 핀다. 잎이 진 뒤에 길이 10㎝ 정도 되는 활처럼 굽은 모양의 열매가 달린다. 꼬투리 속 종자를 '결명자(決明子)'라고 하며, 차로 이용하거나 약으로 쓴다. 원산지는 미국이고 우리나라 각지에서 재배한다.

효능

'결명(決明)'이라는 이름은 '눈을 밝게 한다'는 뜻이다. 씨앗을 차로 마시거나 약용하는데, 각종 안질에 효과가 있고 변비에도 좋다. 단 혈압을 낮추는 작용을 하므로 저혈압 환자에게는 좋지 않다.

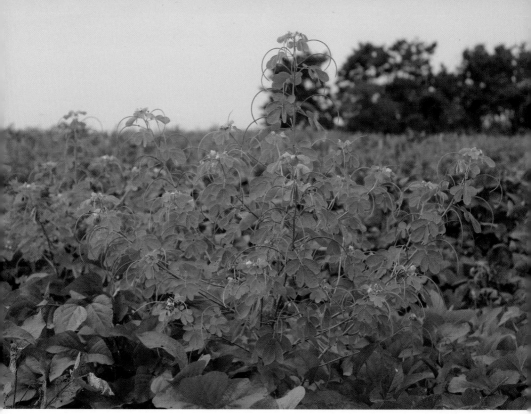

결명자

결명자의 당뇨병에 관한 특허와 논문

결명자의 메탄올 추출물을 당뇨유발 쥐에게 streptozotocin 투여 후 14일 동안 경구 투여하고 먹이 섭취와 체중 증가 및 혈당, 콜레스테롤의 혈장수준 및 ALT 활성의 검사에 기초하여 결명자 메탄올 추출물이 항고혈당 화합물을 포함할 수 있음을 제안한 내용이다. - 결명자 분획물이 당뇨 유발 흰쥐의 혈당에 미치는 영향, 덕성여자대학교 식품영양학과 임숙자 외 1. 한국조리과학회지, 1997. 2. 28

본 발명의 결명자 추출물을 포함하는 조성물은 α-글루코시다아제 저해 활성을 나타내고, 혈액 내 글루코스(glucose; 포도당) 양을 감소시키고, 인슐린 민감성을 향상시켜 세포 내로의 포도당 흡수 활성을 증가시키고, 당뇨 유발 동물모델에서 공복혈당을 감소시키는 효과가 있다. - 결명자 추출물을 포함하는 당뇨병 예방 또는 치료용 조성물, 특허등록 제2298044호, 건국대학교

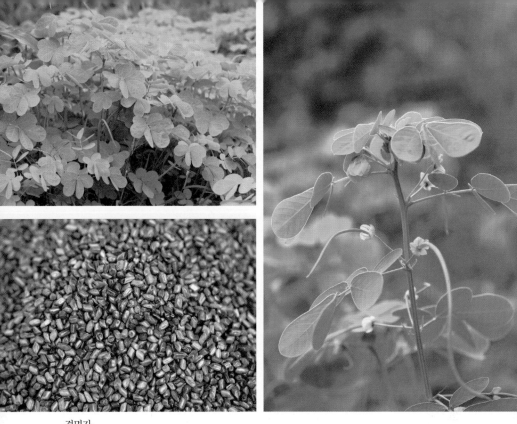
결명자

몸에 좋은 이용법

결명자차 | 씨앗을 말려 차를 마신다.

새싹채소 | 씨앗을 발아시켜 새싹채소를 만들어 샐러드로 이용한다. 튀김 등의 다양한 식품으로 이용하면 변비 개선에 도움이 된다.

결명자 베개 | 결명자의 신진대사 촉진 기능을 이용한 결명자 씨앗 베개를 만든다.

잡초 방제제 | 결명자의 잎 또는 줄기를 삶은 물은 잡초 방제제가 된다.

고려엉겅퀴

학명 *Cirsium setidens* (Dunn) Nakai 과명 국화과

특성

'곤드레'라는 이름으로 더 잘 알려진 고려엉겅퀴는 엉겅퀴의 일종인 여러해살이풀로, 강원도 등 비교적 서늘한 곳에서 잘 자라는 우리나라 특산식물이다. 키는 50cm~1m 정도로 자라고, 9~10월에 자주색 꽃이 핀다. 다른 나물류에 비해서 5~6월까지도 잎이나 줄기가 연하여 새로 나오는 순과 줄기를 식용한다. 묵나물·국거리·무침 등 다양한 요리로 이용하며, 곤드레나물밥이 특히 잘 알려져 있다.

효능

식이섬유가 풍부한 다이어트 식품이며, 최근 항비만 효능도 보고된 바 있다. 지혈, 토혈 및 고혈압의 치료에 이용되어 왔으며, 항산화, 항암 활성을 가진 플라보노이드 등의 성분이 있다. 엉겅퀴 종류에는 '실리마린'이라는 간 보호기능 성분이 들어 있다.

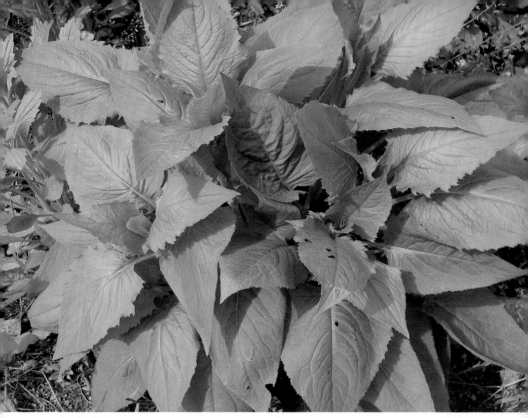

고려엉경퀴

고려엉경퀴의 당뇨병에 관한 특허와 논문

본 발명은 알파 글루코시다제 저해활성과 알파 아밀라제 저해활성을 향
상시켜 체내의 혈당 상승을 더욱 효과적으로 감소시키도록 하는 곤드레
추출물을 유효성분으로 하는 혈당 강하용 조성물 및 그의 제조방법에 관
한 것이다. - 곤드레 추출물을 유효성분으로 하는 혈당강하용 조성물 및 그의 제조방법, 특허등록 제
1800608호, 강원대학교 외 1

곤드레 추출물의 최종 당화산물의 생성 저해 : 최종당화산물은 고혈당의
조건에서 환원당과 단백질의 비효소적 반응에 의하여 형성되며, 한번 생
성되면 분해되기가 어려워 정상 혈당으로 회복되어도 분해되지 않고 혈
액 단백질이나 여러 조직에 결합하여 장기 손상을 유발한다. - 곤드레 추출물
의 최종당화산물의 생성저해 및 라디칼소거 활성, 2016. 4, 한국식품저장유통학회지 안동대학교 외 3

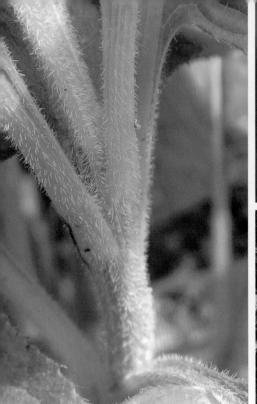
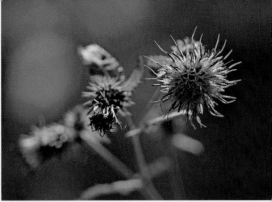
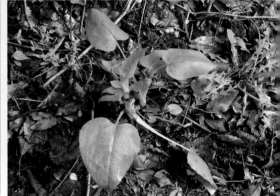

고려엉겅퀴

몸에 좋은 이용법

나물 | 어린순을 데쳐서 나물 반찬으로 먹는다. 생것을 쌈 채소로도 활용할 수도 있고, 튀김을 만들어 먹을 수도 있다.

장아찌 | 장아찌를 담근다.

말려서 요리에 활용 | 말린 곤드레는 물에 불린 뒤 볶아서 나물을 만들거나 찜 요리에 넣어 먹기도 하며, 곤드레밥으로 많이 활용된다.

※ 곤드레 국수, 곤드레 파스타, 곤드레 누룽지 등의 식품 특허가 있다.

동전처럼 둥근 잎

긴병꽃풀

학명 *Glechoma longituba* (Nakai) Kuprian, 과명 꿀풀과

특성

우리나라 전역의 습기 많고 햇볕이 잘 드는 산자락에서 자라는 여러해살
이풀이다. 키는 5~20cm 정도로 자라고 옆으로 길게 뻗어 간다. 3~5월에
연한 자주색 꽃이 핀다. 잎이나 줄기는 병풀 또는 피막이풀과 비슷하게
보이지만 꽃이 다르다. 잎이 동전처럼 둥글어 '금전초(金錢草)'라고 한다.

효능

맛은 쓰고 매우며 성질은 서늘하다. 4~5월에 지상부를 채취하여 햇볕에
말린 뒤 연하게 달여서 허브차로 마시면 신장염으로 인한 부종 등이 개
선되고 신장결석을 녹이는 효과도 있다. 화상이나 벌레 물림에 의한 가
려움증이나 염증을 치료하고, 타감작용(他感作用)이 있어서 제초제로도 이
용한다.

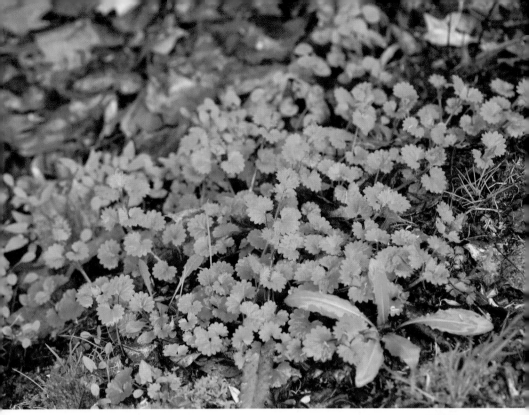

긴병꽃풀의 당뇨병에 관한 특허와 논문

본 논문은 흰쥐의 당뇨에 미치는 영향에 대해 연구한 것으로, 연전초 추출물은 혈당과 혈중 요소질소, 크레아티닌의 양과 트리글리세리드 수준을 현저히 감소시키므로, 당뇨 치료에 이용될 수 있다는 내용이다. – 연전초(連錢草) 추출물이 Streptozotocin으로 유발시킨 흰쥐의 당뇨에 미치는 영향, 경희대학교 이경진 외 4, 대한본초학회지, 2008. 9. 30.

몸에 좋은 이용법

잎줄기차 | 잎과 줄기를 말려서 물에 끓이면 허브차가 된다.
식품첨가물 | 가루를 내어 식품에 첨가한다.
※ 긴병꽃풀 분말을 이용하여 제조된 긴병꽃풀 양갱의 품질 특성(경북대

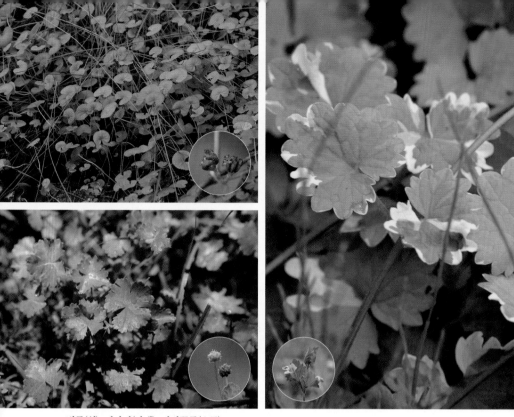

병풀(위), 피막이(아래), 긴병꽃풀(오른)

학교 식품공학부 임수빈 외 6, 한국식품저장유통학회지, 2017. 4. 30.)이라는 논문도 있다.

※ 몸이 찬 사람은 과용하지 않는 것이 좋다.

모기 물림 치료제 | 벌레나 모기에 물렸을 때 지상부를 으깨어 바르거나 비슷한 식물 병풀과 섞어 외상 치료제를 만든다.

수제 비누 | 잎과 줄기를 말려서 곱게 가루 내어 비누를 만든다.

하얀 유액이 나오는 양유근(洋乳根)

더덕

학명 *Codonopsis lanceolata* (Siebold & Zucc.) Benth. & Hook.f. ex Trautv. 과명 초롱꽃과

특성

우리나라 전국의 산지에서 자라는 덩굴성 식물로, 8~9월에 종 모양의
자주색 꽃이 핀다. 재배도 많이 하는 산나물이다. 더덕은 자생 환경에 따
라 맛과 향, 모양의 차이가 생기는데, 높은 산에서 자랄수록 약성이 농축
되어 향이 진하다. 더덕과 가장 비슷한 식물은 소경불알이다. 소경불알
은 꽃과 줄기는 더덕과 비슷하지만 뿌리는 작고 둥글며 잔뿌리가 많다.

효능

맛은 달고 쓰며 성질은 약간 차다. 자연산은 게르마늄 성분이 풍부하고
특히 사포닌과 이눌린 등의 성분이 비위 계통 · 폐 · 신장 등을 보호하고,
거담 · 해소 · 해열 · 해독의 효능이 있으며, 무기질이 풍부하여 뼈와 혈
액을 건강하게 유지하는 효과가 있다. 동물실험에서 항피로 효과, 기억
장애 개선 등의 효과가 확인되었다.

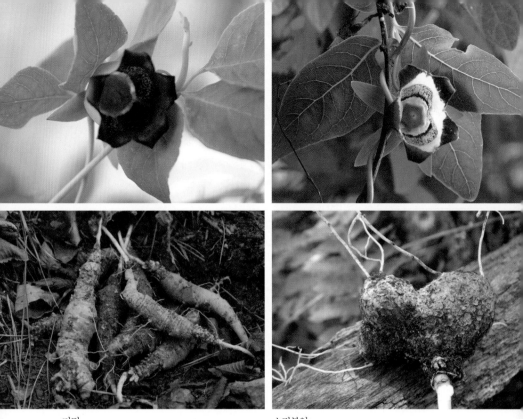

더덕   소경불알

더덕의 당뇨병에 관한 특허와 논문

본 논문은 발효 더덕의 항산화, 항비만, 항당뇨 효능 변화에 관한 연구로
서 포도당 흡수율과 지질 축적 억제가 소금 처리 발효 더덕에서 증가하
였으므로 소금처리 발효 더덕이 당뇨병과 지방간에 더 효과적이라는 내
용이다. - 더덕 추출물을 유효성분으로 포함하는 당뇨 또는 당뇨합병증 예방 또는 치료용 조성물, 특
허등록 제1126677호, 한림대학교

본 발명에 따른 더덕 추출물 또는 분획물을 포함하는 조성물은 당뇨 또
는 당뇨합병증 치료 효과가 우수하면서도 독성과 부작용이 없는 천연물
유래의 조성물에 관한 것으로, 당뇨 또는 당뇨합병증의 치료에 보다 안
전하게 적용될 수 있다. - 발효 더덕 및 소금 처리 발효 더덕의 미생물 특성과 항산화, 항비만,
항당뇨 효능 변화, 동국대학교 한의과대학, 대한한방비만학회지, 2018. 12. 30

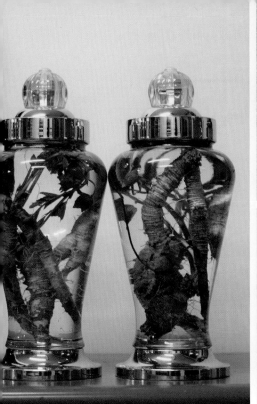
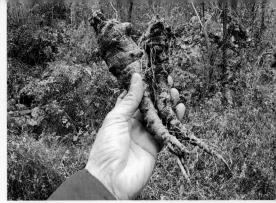
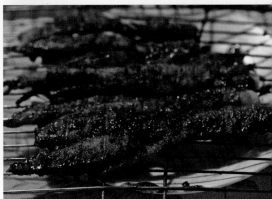

더덕

몸에 좋은 이용법

섬유질이 풍부하고 특유한 향이 있으며 씹히는 맛이 좋아 다양한 음식 재료로 활용된다.

어린순 나물 | 어린순은 생채로 샐러드나 쌈으로 먹고, 데쳐서 나물로 먹는다. 더덕순 산채국수는 별미이다.

뿌리 이용 | 뿌리는 소금물에 담가 쓴맛을 뺀 뒤, 구이 · 자반 · 장아찌 · 산적 · 정과 · 더덕주 등 다양한 방법으로 요리한다.

꽃 활용 | 꽃을 꽃차나 샐러드로 이용한다.

껍질 활용 | 껍질에 사포닌이 더 많으므로 깨끗이 손질하여 차를 끓여 마신다.

도라지

학명 *Platycodon grandiflorus* (Jacq.) A.DC. 과명 초롱꽃과

특성

우리나라 전역의 물빠짐이 좋고 햇볕이 잘 드는 산지에 자생하는 여러 해살이풀이다. 키는 40~100cm 정도 자라며, 7~8월에 흰색 또는 보라색 꽃이 핀다. 줄기와 뿌리는 길고 곧게 자라며 자르며 상처에는 흰색 즙액이 나온다. 전국의 농가에서 널리 재배하는데, 한약재 찌꺼기를 비료로 이용하고 순차적으로 옮겨 심으면 20년 이상의 장생도라지를 재배할 수 있다는 내용의 특허도 있다.

효능

맛은 달고 쓰며 성질은 약간 차다. 약 기운을 상승시키는 작용을 하며, 뿌리는 진해, 거담 작용이 있으므로 폐 질환 치료에 약용하는데, 흰 꽃이 피는 도라지를 약으로 골라 쓴다. 도라지는 비타민 · 무기질 등의 영양 성분을 골고루 갖춘 고급 산나물로, 뿌리에는 약리 성분인 사포닌이 풍

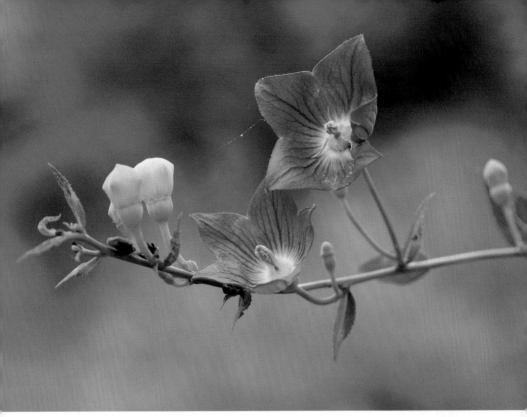

부하고, 꽃에는 '플라티코닌' 성분이 들어 있다. 특히 사포닌은 뿌리껍질 부위에 많으므로 약으로 쓸 때는 껍질을 벗기지 않고 쓴다.

도라지의 당뇨병에 관한 특허와 논문

본 발명의 도라지 지상부(도라지의 수피, 줄기, 잎, 열매, 꽃 및 이들의 조합) 추출물은 부작용이 없으면서도 당뇨병의 증상을 치료 또는 개선할 수 있으므로, 다양한 형태의 당뇨병 치료용 제제의 개발에 널리 활용될 수 있다는 내용이다. - 도라지 지상부 추출물을 포함하는 당뇨병 예방 또는 치료용 약학 조성물, 특허등록 제 1780719호, 주식회사 고암바이오알앤디수

실험 당뇨쥐에게 장생도라지로부터 분기된 생리활성물질(이눌린, 사포닌, 올리고당)을 5주 동안 투여한 결과, 실험동물의 체중은 이눌린과 올리고당 투여군에서는 다소 유의적인 증가를 보였으며, 혈당은 시료 투여군에서

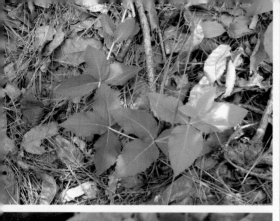

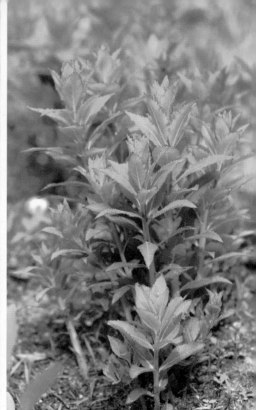

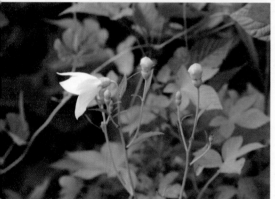

도라지

는 다소 감소하는 경향을 보였는데, 특히 장생도라지 이눌린 투여군과 총추출물 투여군에서는 각각 21.3%, 21.2%로 유의적인 감소 효과를 보였다. - 장생도라지 생리활성물질이 Streptozotocin으로 유발된 당뇨쥐에 미치는 영향, 진주국제대학교 식품과학부 서종권 외 6, 한국식품영양과학회지, 2004. 7. 30

몸에 좋은 이용법

어린순 나물 | 어린순은 데쳐서 찬물에 우려내어 나물 반찬을 만든다.
어린순 장아찌 | 피클 또는 장아찌를 담는다.
뿌리 나물 | 뿌리는 쓴맛을 우려낸 뒤 양념장에 무쳐 먹거나 각종 찜이나 삼계탕에 넣는다.
도라지 산적 | 도라지와 쇠고기를 꼬치에 꿰어 도라지 산적을 만든다.

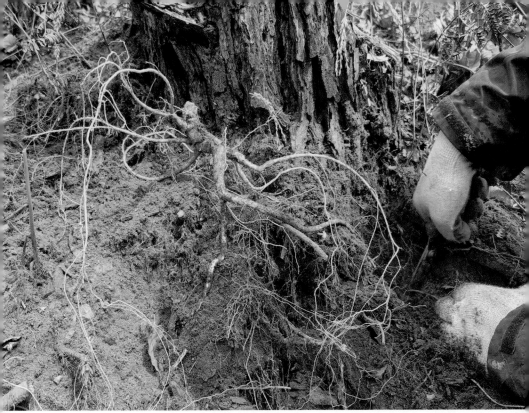

도라지

도라지 튀김 | 도라지 튀김을 만들어 먹는다.

도라지 강정 | 도라지 강정을 만든다.

도라지술 | 술을 담가 먹는다.

도라지즙 | 도라지 즙을 내거나 차를 만든다.

도라지술 | 가루를 만들어 조청 · 고추장 · 된장 등에 넣어도 좋다.

도라지환 | 가루를 만들어 환을 빚는다.

돌 위를 기어가는 석상채(石上菜)

돌나물

학명 *Sedum sarmentosum* Bunge 과명 돌나물과

특성

우리나라 특산의 여러해살이풀로, '돈나물' 또는 '돗나물'로 불린다. 전
국적으로 분포하는데, 양지바른 들판이나 산자락의 풀밭 또는 바위 등에
흔하게 자란다. 땅에 붙어서 옆으로 뻗는 줄기는 마디마다 뿌리를 내리
므로 번식력이 좋다. 5~6월에 별 모양의 노란 꽃이 핀다.

효능

조선 숙종 때 박세당이 지은 『산림경제(山林經濟)』의 「산야채품부」에 '石
菜(석채)'라고 수록되어 있을 정도로 식용 역사가 오랜 우리의 고유 식품
재료이다. 해독 성분이 있어서 종기나 독충이나 뱀에게 물렸을 때 찧어
붙이기도 한다. 목 안이 붓고 아픈 증세와 황달에도 좋다. 물김치나 녹즙
으로 이용하면 숙취 해소에 좋고, 각종 간 질환에 효과가 있다.

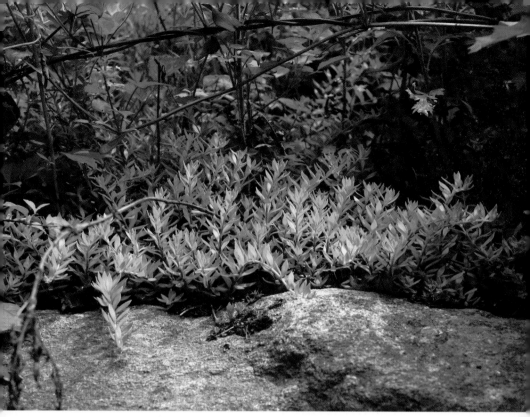

돌나물

돌나물의 당뇨병에 관한 특허와 논문

강원도에 자생하고 있는 산채 90종을 채집하여 항비만 활성을 검정한
결과 돌나물은 α-amylase 활성 저해능이 높았으므로 비만과 당뇨 등 대
사성 질환에 대해 예방 혹은 치료 효과가 있는 기능성 식품 개발 가능성
이 있다. - 강원도 자생 산채 추출물의 α-Amylase, α-Glucosidase, Lipase 효소 저해활성 탐색, 강원도

농업기술원 김희연 외 7, 한국식품영양과학회지, 2011. 2. 28.

본 발명은 돌나물 추출물을 유효성분으로 포함하는 조성물에 관한 것으
로서, 본 발명의 돌나물 추출물은 알도즈 환원효소의 활성을 억제시켜
당뇨성 합병증의 예방 및 치료를 위한 약학 조성물 또는 건강기능식품으
로 유용하게 이용될 수 있다. - 돌나물 추출물을 포함하는 당뇨병 합병증의 예방 또는 치료

용 조성물, 특허등록 제1695166호, 대한민국(산림청)

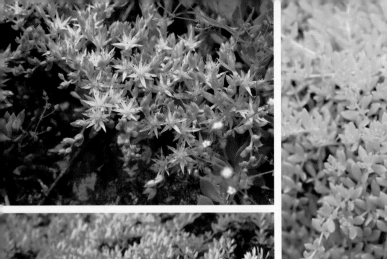
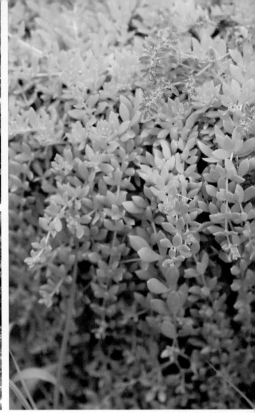
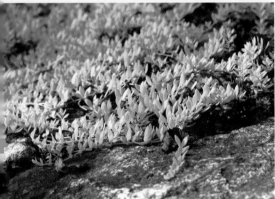

돌나물

몸에 좋은 이용법

돌나물 물김치 | 어린순으로 물김치를 담근다.

돌나물 생채 | 생채나 샐러드를 만들어 먹는다.

돌나물 국수 | 돌나물을 분쇄하여 국수나 수제비 반죽에 넣는다.

※ 젤리, 아이스크림을 만들 때 돌나물을 첨가한다는 내용의 특허가 있다.

덩굴손에 달리는 잎은 5개 또는 7개

돌외

학명 *Gynostemma pentaphyllum* 과명 박과

특성

덩굴성의 여러해살이풀로 중남부지방에 분포한다. 마주나는 덩굴손이 다른 물체를 감아 올라가고 마디에 흰색 털이 있다. 8~9월에 황록색 꽃이 핀다. 지상부를 건조한 것을 '덩굴차'라고 하며, 우리나라 식품공전에도 수록되어 있다. 잎은 보통 5개이지만 7개인 것도 있어서 생약명은 '칠엽담(七葉膽)'이라고 한다.

효능

비만이나 고혈압에 효과가 있고 만성기관지염에 약용한다. 한국한의학연구원의 특허에 의하면, 돌외 추출물이 코로나바이러스 감염질환을 예방 또는 치료한다고 되어 있다. 함유된 100여 종의 지노사포닌은 콜레스테롤 저하, 면역 강화 및 항산화 등 다양한 생물학적, 임상적 효과를 가진 활성 성분이다.

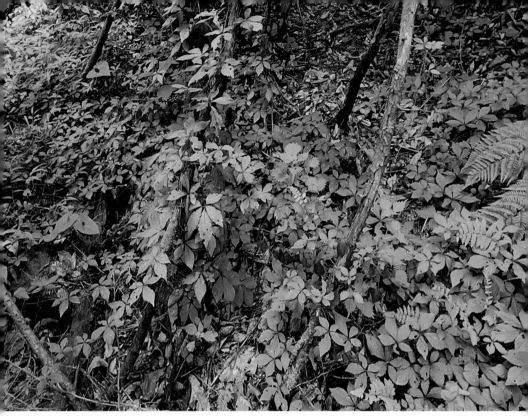

돌외

돌외의 당뇨병에 관한 특허와 논문

인삼 및 돌외 조 사포닌의 항당뇨 및 항고지혈 효과에 대하여 연구한 논문으로, 당뇨 유발 흰쥐 및 콜레스테롤과 동물성 포화지방산을 제공한 흰쥐에 투여한 결과 혈당 강하, 체중감량 및 혈청 지질농도의 감소를 확인한 연구이다. – 돌외의 지페노사이드 추출물을 포함한 제2형 당뇨병, 비만 또는 고지혈증 치료 또는 예방용 조성물, 특허공개 제10-2013-0069430호, 주식회사 셀트리온

돌외의 지페노사이드 추출물이 0.2 mg/kg의 매우 낮은 용량에서도 항당뇨 및 항비만 효과를 나타내고 인슐린 감작제(insulin sensitizer)로서 효능을 나타낸다는 내용이다. – 인삼 및 돌외 조 사포닌의 항당뇨 및 항고지혈 효과, 중앙대학교 약학대학 장윤정외 6, 대한약학회지, 2001. 10. 31.

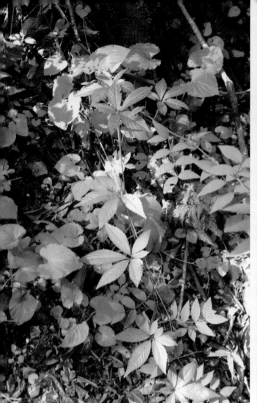
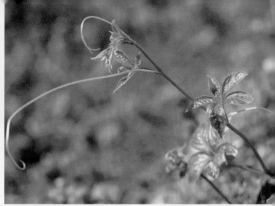
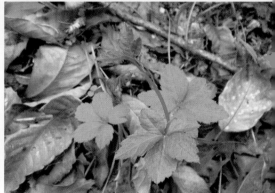

돌외

몸에 좋은 이용법

덩굴차 | 잎과 줄기를 말려서 차를 우려 내어 마신다.

돌외 발효액 | 지상부와 뿌리까지 모두 설탕 발효액을 만들어 음료로 마신다.

분식 재료 | 면류, 과자 및 빵을 만들 때 반죽에 넣는다.

수제 비누 | 잎과 줄기를 가루 내어 비누를 만든다.

※ 돌외 지상부의 에탄올추출물은 만성편두통 환자의 통증과 불안을 줄이는 데 효과적이라는 연구가 있다.

땅두릅

학명 *Aralia cordata* Thunb. 과명 두릅나무과

특성

여러해살이풀로, 잎과 줄기 표면에 황백색의 잔털이 많고, 나무처럼 가지를 내며, 키는 1~2m 높이로 자란다. 7~9월에 연록색 꽃이 피고, 10월에 열매가 검게 익는다. 어린순은 두릅과 비슷하지만 땅바닥에서 채취하므로 땅루릅, 땃두릅이라고 한다. 뿌리를 말려서 한약재로 쓰고, 독특한 맛과 향기가 있는 어린순과 줄기를 제철 채소로 이용한다. 참고로, 유사한 발음 때문에 헷갈리기 쉬운 '땃두릅나무'는 고산성 희귀식물로, 땅두릅과는 다른 종이다.

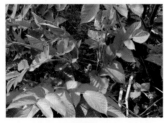

땅두릅

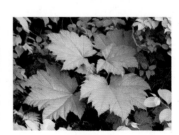

땃두릅나무

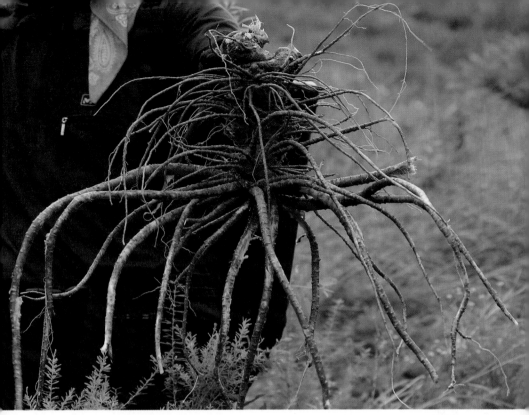

땅두릅

효능

잎에는 건위, 소화 촉진 작용이 있다. 뿌리는 근육통과 두통, 중풍으로 인한 반신불수 등에 효과가 있다. 한방에서는 주로 진정, 해열제로 사용하며, 부종에도 효과가 크다고 알려져 있다.

땅두릅의 당뇨병에 관한 특허와 논문

전통적인 치료법에 이용되는 다섯 가지 한국산 야생 식용 식물의 저혈당 효과를 연구한 논문으로, 독활, 택사 및 향등골나물이 당뇨 쥐에서 혈당 강하 효과를 가지므로 독활이 당뇨병을 예방하기 위한 유용한 식량 자원이라는 가능성을 제시한 연구이다. - 한국산 야생식용식물이 당뇨 유발 흰쥐의 혈당과 에너지대사에 미치는 영향, 덕성여자대학교 식품영양학과 임숙자 외 1, 한국조리과학회지, 1997. 12. 30

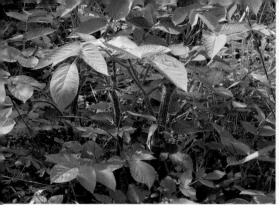
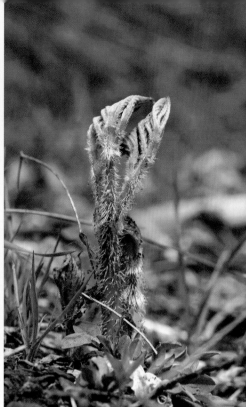
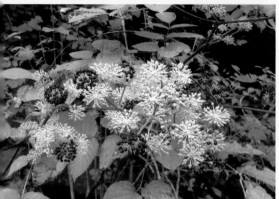

땅두릅

몸에 좋은 이용법

땅두릅 숙회 | 어린순을 데쳐서 숙회로 먹거나, 나물·국거리 등으로 이용한다.

땅두릅 튀김 | 어린순을 튀겨 먹는다.

땅두릅 꽃대 장아찌 | 꽃대나 덜 익은 열매로 장아찌를 만든다.

땅두릅차 | 줄기와 잎으로 차를 끓여 마시거나 생즙을 내어 마신다.

치통 억제제 | 치통에 뿌리 달인 물로 양치한다.

※ 구완와사에는 술을 담가 먹었다.

뚱딴지

학명 *Helianthus tuberosus* L. 과명 국화과

특성

북아메리카가 원산지인 여러해살이풀로, 구황작물이나 사료용으로 도입
되었으나, 환경 적응력이 강하여 전국 각지에서 야생으로 자란다. '돼지
감자'로 알려져 있다. 여름 이후 생육이 왕성하여 키는 1~3m까지 자라
고 10월에 노란색 꽃이 핀다.

효능

천연 인슐린으로 알려진 이눌린(inulin) 성분이 풍부하여 당뇨 환자에게
좋은 건강기능성식품으로 주목받고 있다. 이눌린은 위액에 의해 쉽게 분
해되지 않고 장까지 도달하여 장내 미생물에 의해 발효되므로 장내 환
경을 쾌적하게 유지하는 데 도움이 된다. 혈당을 떨어뜨리거나 안정화한
다. 뚱딴지 지상부에서 추출한 물질이 항암제 내성 종양의 치료제가 된
다는 특허도 있다.

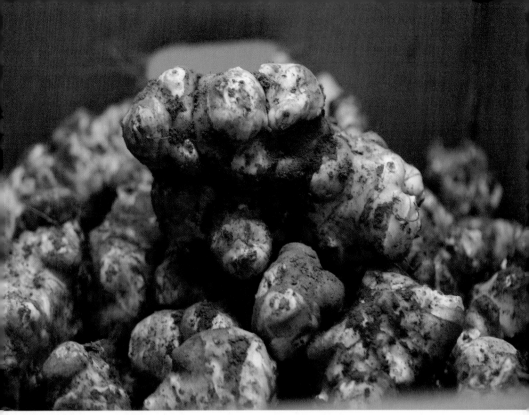

뚱딴지

돼지감자의 당뇨병에 관한 특허와 논문

돼지감자 분말 또는 추출물은 체중을 감소시키고, 혈중 카르니틴의 함량을 증가시키며, 중성지질의 농도 및 혈중 총콜레스테롤을 감소시켜 비만 또는 제2형 당뇨병을 효과적으로 예방 및 개선할 수 있다. - 돼지감자 추출물을 유효성분으로 포함하는 비만 또는 제2형 당뇨병의 예방 또는 개선용 조성물, 특허공개 제10-2010-0033064호, 전북대학교

돼지감자즙에 여주즙을 5% 혼합하여 당뇨를 유발한 흰쥐에 4주간 공급한 결과, 당부하검사에서 혈당을 낮추는 효과있었으며, 혈청 인슐린분비가 많아졌으므로 돼지감자 여주즙 음용이 당뇨 개선에 도움이 될 것으로 평가된다는 내용이다. - 당뇨유발 흰쥐에서 돼지감자 여주 혼합즙 음용에 의한 혈당저하 효과, 원광대학교 식품영양학과 양양외 2, 한국식품영양과학회지, 2017. 8. 31

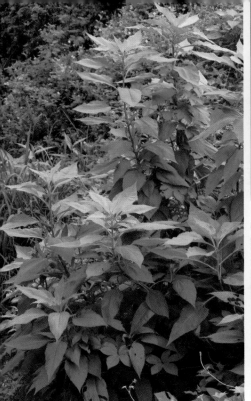
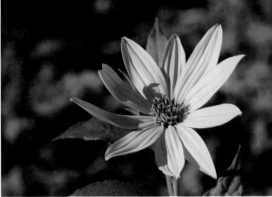
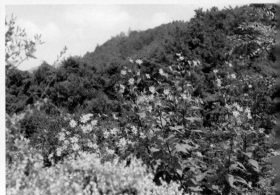

뚱딴지

몸에 좋은 이용법

어린순 나물 | 어린순을 데쳐서 나물 반찬을 만든다.

뿌리 생것 | 뿌리를 생으로도 먹으며, 깍두기를 담기도 하고, 튀김을 만들어 먹는다.

※ 껍질에도 유효성분이 많으므로 껍질을 벗기지 않고 깨끗하게 씻어서 그대로 이용한다.

뿌리 전분 | 뿌리를 찧어서 전분을 만들어, 칼국수나 수제비 등의 반죽에 섞는다.

※ 다양한 요리에 응용할 수 있는데, 당뇨병에 좋은 이눌린은 수용성이므로 물에 삶는 대신 기름에 튀기면 영양분 손실을 최소화할 수 있다.

감사하는 마음

민들레

학명 *Taraxacum mongolicum* Handel-Mazzetti 과명 국화과

특성

우리나라 전 지역에서 흔히 볼 수 있는 여러해살이풀로, 꽃은 주로 봄에 피지만, 여름이나 가을에도 꽃을 볼 수 있다. 잎과 길이가 비슷한 꽃대 끝에 두상화(頭狀花)가 한 개씩 달린다. 서양민들레 · 흰민들레 · 흰노랑민들레 · 산민들레 · 좀민들레 등이 있는데, 가장 흔히 볼 수 있는 것은 귀화식물인 서양민들레다. 서양민들레와 토종민들레는 꽃받침(총포)의 모양으로 구별할 수 있는데, 꽃받침이 젖혀져 있으면 서양민들레, 뒤로 젖혀지지 않고 감싸고 있으면 토종이다.

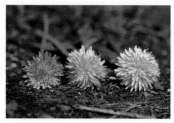

서양민들레, 토종노랑민들레, 흰민들레

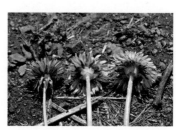

서양민들레, 토종노랑민들레, 흰민들레

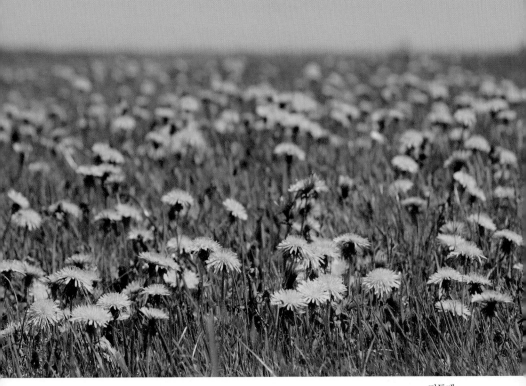

민들레

효능

한방에서는 '포공영(浦公英)'이라 부른다. 청열(淸熱) · 해독(解毒)의 효능이 있어서, 해열 · 소염 · 이뇨 · 건위 작용을 한다. 민들레에서 나오는 쌉쌀한 맛의 흰 유액은 소화를 촉진하고 식욕을 증진한다. 민간에서는 젖이 제대로 나오지 않을 때 산모에게 먹였고, 어린애들 젖을 뗄 때도 민들레 또는 씀바귀의 쓴 유액을 발랐다.

민들레의 당뇨병에 관한 특허와 논문

제2형 당뇨병 치료에 대한 포공영 물 추출물의 효능을 평가한 결과 포공영 물 추출물은 제2형 당뇨병의 중증도를 호전시킬 수 있다. - 포공영 물 추출물의 항당뇨 효과에 대한 연구, 우석대학교 식품과학대학 오찬호 외 5, 동의생리병리학회지, 2012. 10. 25

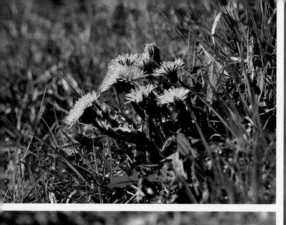

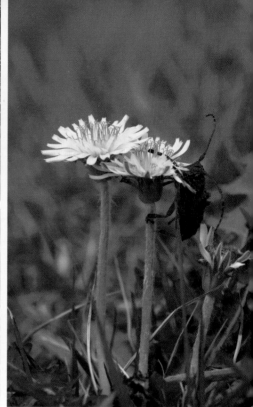

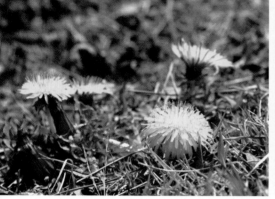

토종산민들레(위), 서양민들레(아래)   토종노란민들레

본 발명의 민들레 추출물은 혈장 총 콜레스테롤 및 중성지방의 농도를 감소시키는 효과를 나타내므로 지질대사 장애 및 당뇨합병증 질환의 예방 및 치료용 조성물로 이용될 수 있다. – 민들레 추출물을 함유하는 지질대사 장애 및 당뇨합병증 질환의 예방 및 치료용 조성물, 특허등록 제0814949호, 인제대학교

몸에 좋은 이용법

어린잎 샐러드 | 어린잎은 샐러드나 겉절이를 만들어 먹는다.
잎·뿌리 나물 | 잎과 뿌리로 국거리나 튀김을 하고, 장아찌나 김치를 담기도 한다.
민들레꽃차 | 꽃을 잘 말려 꽃차를 만든다.
민들레 커피 | 뿌리를 볶아서 커피 대용으로 마신다.

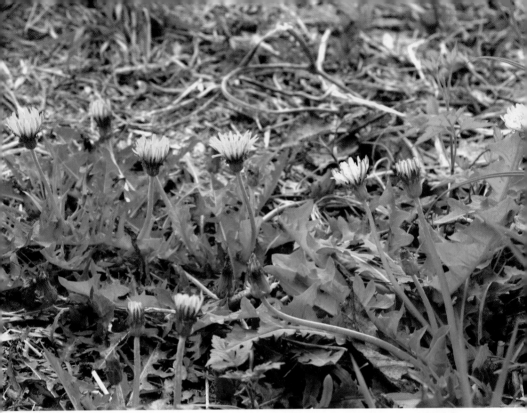

민들레 술 | 민들레 전초로 술을 담는다.

민들레 발효액 | 전초로 발효액을 만들어서 음료로 이용하고 각종 음식
에 첨가하며, 발효주나 발효식초를 만든다.

민들레 분말 | 가루로 만들어 각종 요리에 첨가한다.

민들레 화장품 | 수제 미용비누나 미스트를 만든다.

미나리보다 고급스런 향

바디나물

학명 *Angelica decursiva* (Miq.) Franch. & Sav. 과명 미나리과

특성

산자락의 계곡 쪽 습기가 있는 토양에서 잘 자라는 여러해살이풀이다.
강원도 영서지방에서는 '물당귀'라고 부르며, 봄에 나는 연한 순을 나물
로 먹는다. 키는 80~150cm 정도로 자라고 8~9월에 자주색 꽃이 핀다.
유사종으로 잔잎바디 · 처녀바디 · 흰바디나물 등이 있고, 참당귀와도 비
슷하다.

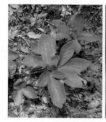 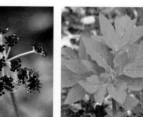 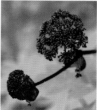

바디나물 잎과 꽃   참당귀 잎과 꽃

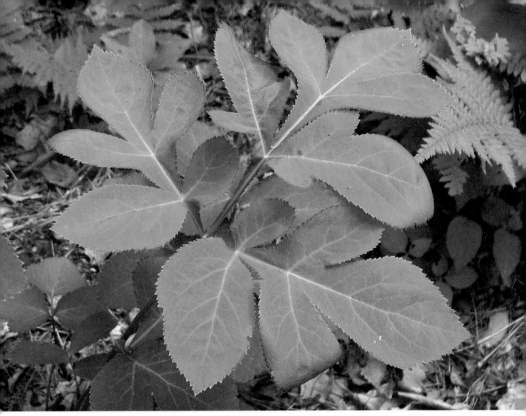

효능

어린 줄기와 잎은 식용하고, 뿌리는 통증을 없애며 열을 내리고 가래를 삭이는 효과가 있어서 감기, 기관지염이나 관절염에도 효과가 있다. 혈액순환을 좋게 하므로 당귀와 같이 빈혈이나 여러 종류의 부인병, 두통·신경쇠약·당뇨 등에 약용한다.

바디나물의 당뇨병에 관한 특허와 논문

바디나물은 진해, 진통과 해열 활성으로 인해 여러 질병을 치료하는 데 사용해 왔으며, 끈적한 가래, 천식과 상기도 감염 치료에 쓰이기도 한다. 바디나물 잎은 샐러드로 이용된다. 바디나물은 다양한 종류의 쿠마린 유도체가 풍부하고, 바디나물 추출물은 항염증, 항당뇨, 항알츠하이머병,

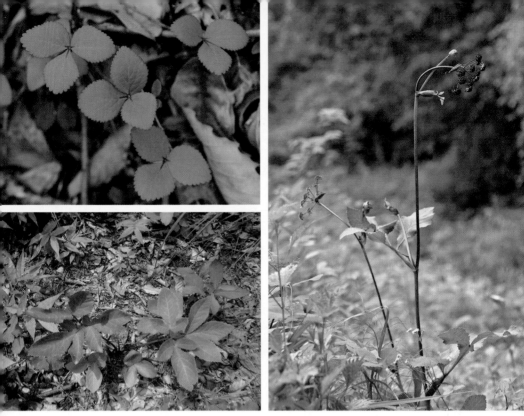

바다나물

항고혈압, 항암, 항산화, 구충, 뇌졸중 예방과 신경보호 활성을 가지고 있다. - 바다나물의 민속식물학, 피토케미칼 및 약리학, Concordia 대학 Md Yousof Ali외 4, 생약학회지, 2019. 9. 30.

몸에 좋은 이용법

봄나물, 묵나물 | 봄철 연한순과 줄기를 나물로 무쳐 먹거나 묵나물을 만든다.

뿌리 반찬 | 뿌리는 도라지나 더덕처럼 무침이나 구이를 만들어 먹는다.

뿌리차 | 이용하거나 말려서 차를 끓여 마신다.

뿌리술 | 뿌리로 술을 담근다.

당뇨 치료제 | 당뇨 · 감기 등에 뿌리 생것을 꿀에 찍어 먹는다.

바위나 기와에서 자라는

바위솔

학명 *Orostachys japonica* (Maxim.) A.Berger 과명 돌나물과

특성

'넓은잎지붕지기'라는 독특한 별명을 지닌 여러해살이 다육식물이다. 햇볕이 잘 드는 산지의 바위에 붙어 자라며, 오래된 기와집 지붕에서도 볼수 있고 잎은 소나무처럼 뾰족하여 '와송(瓦松)'이라고 한다. 9~10월경 흰색의 꽃이 핀다. 여러해살이풀이지만 꽃이 피고 씨앗을 맺으면 말라 죽는다.

효능

잎은 녹즙을 만들어 먹고, 전초는 햇볕에 말려 약용한다. 해열·소종·지혈·이습의 효능이 있으며, 간염을 치료하거나 위장 계통의 암 치료에 민간요법으로 많이 이용한다. 종기나 벌레에 물린 상처에 외용약으로 붙이기도 한다.

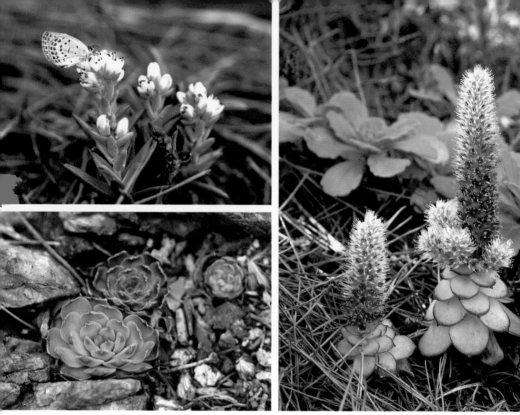

바위솔

바위솔의 당뇨병에 관한 특허와 논문

본 연구는 고지방 식이로 유발된 비만 모델의 지질 및 항산화 관련 효소의 대사에 대하여 와송 열수 추출물의 섭취를 통한 효과를 확인한 결과, 와송 추출물의 섭취는 간내 지질대사를 조절하고 항산화 효소를 활성화시켜 비만 치료를 위한 생리활성물질로 유용하게 활용 가능하다. – 와송이 고지방 식이로 유도된 비만 쥐의 간내 지질 및 항산화 대사에 미치는 영향, 중원대학교 임상병리학과 이형선 외 1

본 발명은 추출수율을 증대시킨 와송의 추출방법과, 와송의 항당뇨 효과를 극대화한 항당뇨 복합조성물에 관한 것으로, 와송의 추출방법은 와송을 열풍건조한 후 열수추출하는 것을 특징이며 백복령, 창출, 사인을 포함하는 것이다. – 추출수율이 증대된 와송 추출물을 포함하는 항당뇨 복합조성물, 특허등록 제 1094320호, 경상대학교

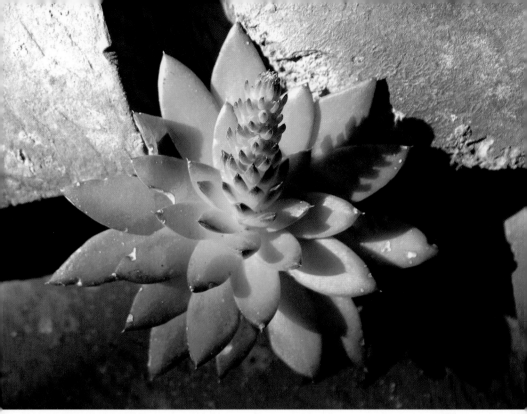

몸에 좋은 이용법

바위솔 음료 | 생잎을 요쿠르트나 우유와 함께 갈아서 마신다.

바위솔 식재료 | 바위솔 지상부를 차, 음료수, 와인, 빵, 초콜릿, 간장, 된장, 식초, 식혜, 조청 및 두부를 만드는 데 첨가한다.

바위솔 해물장 | 소라나 전복으로 해물장을 만들 때 바위솔을 넣는다.

바위솔 향신료 | 분말을 만들어 여러 식품에 다양하게 첨가할 수 있다.

바위솔 발효액 | 발효액을 만든다.

바위솔 원예 | 조경용 또는 관상용으로 키운다.

바닷가 시금치

번행초

학명 *Tetragonia tetragonioides* (Pall.) Kuntze 과명 번행초과

특성

바닷가 모래땅, 바위틈에서 자라는 여러해살이풀로, 따뜻한 제주도나 남
부지방에서는 꽃이 1년 내내 피고, 추운 지역에서는 4~11월까지 핀다.
추운 곳에서는 겨울에 말라 죽는다. 땅바닥에 비스듬히 눕는 덩굴성 식
물로, 길이는 40~50cm 정도이다. 육질인 어린잎은 짠맛이 살짝 난다. 영
어로는 '뉴질랜드 시금치'라고 한다.

효능

비타민 A · B, 철분, 칼슘 등의 영양소가 풍부하여 빈혈을 개선하고 산후
기력 회복에 효능이 있다. 번행초는 삽주(창출, 백출), 예덕나무와 함께 위
장에 좋은 3대 약초에 꼽힌다. 특히 위산 과다로 인한 만성 위염에 시달
리는 사람에게 좋다.

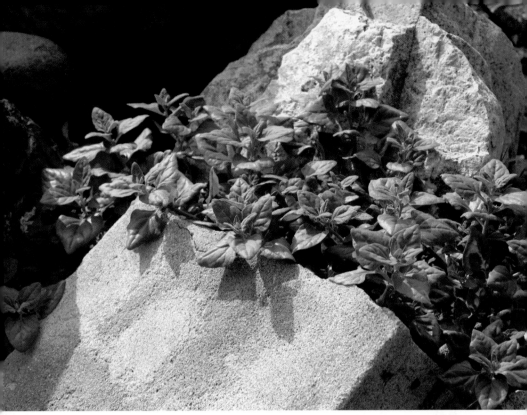

번행초

번행초의 당뇨병에 관한 특허와 논문

번행초의 수용성 다당 추출물을 당뇨마우스에 투여했을 때 대조군에 비해 혈당수치를 35.8% 감소시키고, 혈당 내당능 실험에서도 2시간 후 초기 수준으로 혈당을 감소시킴으로써 효율적으로 혈당을 조절함을 확인하였다. - 스트렙토조토신으로 유도한 당뇨 마우스에서 번행초 다당 추출물의 항당뇨 효과, 창원대학교 최혜정 외 2, 생명과학회지, 2017. 5. 30.

번행초 추출물은 세포독성이 없는 식용이 가능함은 물론, 항당뇨 활성과 혈중 콜레스테롤 저해 활성이 있다. - 항당뇨 및 혈중 콜레스테롤 저해활성을 갖는 번행초 추출물, 특허등록 제1108885호

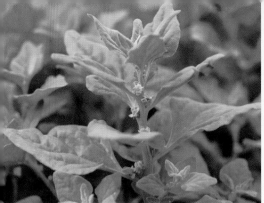
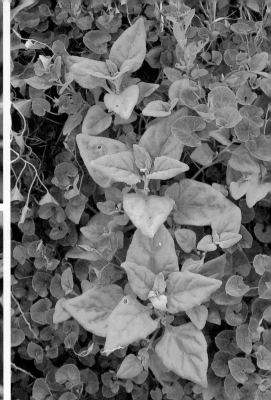
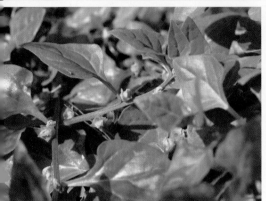

번행초

몸에 좋은 이용법

식재료 | 샐러드나 튀김 등 다양한 요리 재료로 활용한다.

번행초차 | 말려서 차로 마신다.

발효액 | 발효액을 만들거나 발효주나 발효식초를 만든다.

민간약 | 위암, 식도암 등의 민간약으로 이용한다.

※ 허준의 스승 유의태의 반위(위암)를 치료하기 위해 찾았던 약초가 번행초라고 전해진다.

※ 시금치를 먹으면 결석이 쉽게 생기는 사람들은 번행초도 생으로 먹지 않는다.

게으름뱅이 풀

부추 · 삼채

학명 *Allium tuberosum* ROTH. 과명 백합과

특성

부추류는 전 세계에 약 500여 종이 있으며 주로 북반구에 분포한다. 부추와 비슷한 삼채는 인도나 미얀마 등의 히말라야 고산지대에서 자라는 식물로, 채소로 먹거나 약용한다. 부추와 마찬가지로 샐러드 · 겉절이 · 김치 등 다양한 요리가 가능하다.

효능

부추류에는 유황 화합물 및 플라보노이드 성분이 있다. 씨앗은 항균 · 거담 등의 작용이 있는 것으로 알려져 있다.
삼채는 비타민 A · 철분 · 칼슘 등의 성분도 있지만, 식이유황의 함유량이 양파의 2배, 마늘의 6배에 달한다. 식이유황은 강력한 항산화물질로서 살균 작용과 항균 작용을 하여 면역 증진에 도움이 된다.

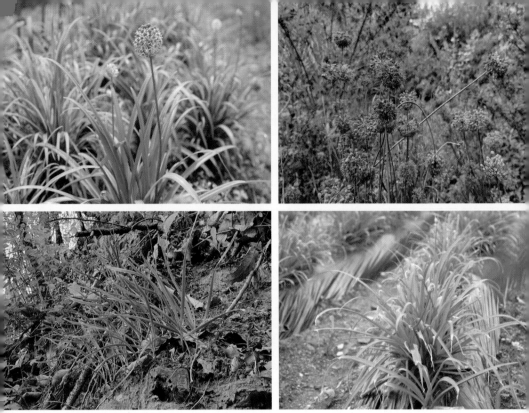

(왼쪽부터 시계 방향으로) 두메부추, 산부추, 참산부추, 삼채

부추의 당뇨병에 관한 특허와 논문

부추는 간의 항산화 효소계를 활성화시켜 고혈당과 지질과산화를 해소
함으로써 당뇨로 인한 합병증 예방 및 치료를 위한 식품자원이다. - 부추가
Streptozotocin 유발 당뇨쥐의 지질과산화와 항산화방어체계에 미치는 영향, 인제대학교 식품생명과학부
정현실 외 6, 생명과학회지, 2003. 6. 30.

삼채 추출물의 투여는 제2형 당뇨에 관여하는 단백질 및 비만 관련 단백
질 인자를 조절하였으며, 인슐린 농도 및 식후 혈당조절에도 도움을 주
므로, 제2형 당뇨에 대한 치료 효과가 크다. - 삼채 추출물의 인슐린 저항성 개선 효과
및 기전 탐색, 경성대학교 약학과 김지수외 4, 생명과학회지, 2015. 10. 30.

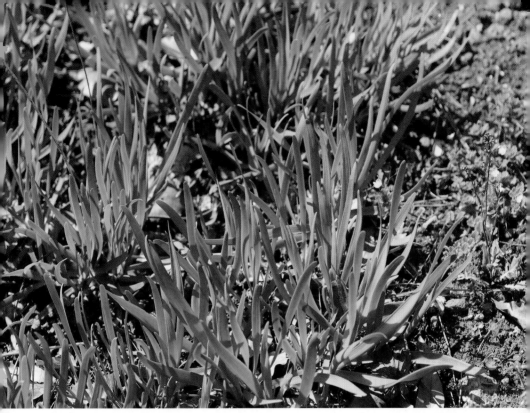

부추

몸에 좋은 이용법

연한 순 생채 | 부추나 삼채의 연한 순을 무침 · 비빔밥 · 전 등으로 요리
한다.

부추장아찌, 김치 | 장아찌나 김치를 담기도 한다.

부추 향신료 | 분말을 만들어 칼국수나 만두 등의 반죽에 넣으며, 요리
향신료로 쓴다.

꽃차 | 꽃이나 대로 차를 만들고, 마늘쫑처럼 장아찌를 담는다.

※ 운동 능력 증강용 식품, 골다공증 치료, 숙취 해소, 암 예방 및 치료,
아토피 및 천식 개선, 피부 미백화장품 등 다양한 특허가 출원되고 있다.

비수리

학명 *Lespedeza cuneata* (Dum.Cours.) G.Don 과명 콩과

특성

전국 각지의 양지바른 산기슭 아래나 들판, 하천, 자갈모래 바닥, 제방, 초지 등에 자생하는 여러해살이풀이다. 줄기는 가늘게 위로 올라가며 잔털이 많고, 키는 사람 허리 높이쯤(1m) 자라는데, 반관목처럼 보인다. 늦여름부터 이른 가을에 걸쳐 잎보다 작은 연한 노란색 꽃이 핀다. 햇볕이 잘 드는 곳에서 잘 자라고, 건조한 토양에도 잘 자란다. '야관문(夜關門)' 이라고 불리며, '천연 비아그라'로 알려져 있다.

효능

거담 효과가 있어 한방에서 관지염 치료제로 쓰며, 강장제로도 알려져 있다. 꽃이 핀 상태에서 채취하여 술을 담가 먹는 경우가 많다. 신장 기능이 허약한 노인들의 양기 부족, 발기부전, 조루 등 여러 가지 남성 질병을 치료하는 데 효과가 있다. 전립선비대증 치료제 특허도 출원된 바

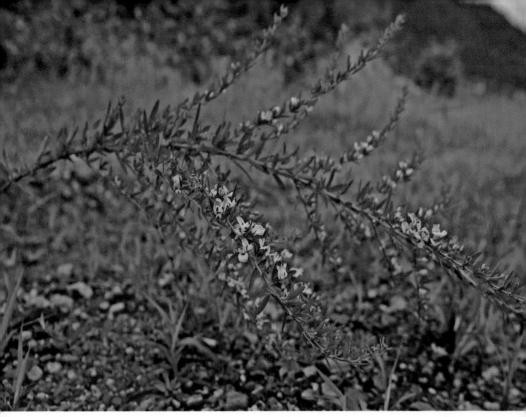

있다. 혈액순환에 좋으며 여성 호르몬 분비를 돕는다.

비수리의 당뇨병에 관한 특허와 논문

본 발명은 혈액 내 포도당 수송, 지방산 및 콜레스테롤 합성 등의 생리활성에 영향을 주는 AMPK의 활성화와 지방산 합성의 초기 단계에 관여하는 ACC의 불활성화를 촉진하여 근육세포 내 포도당 흡수를 촉진시키는 항당뇨 조성물이다. ‑ 비수리 추출물을 이용한 항당뇨 조성물, 특허등록 제2161353호, 국립낙동강생물자원관

몸에 좋은 이용법

야관문주 | 꽃이 활짝 핀 상태에서 지상부를 채취하여 잘게 자른 후

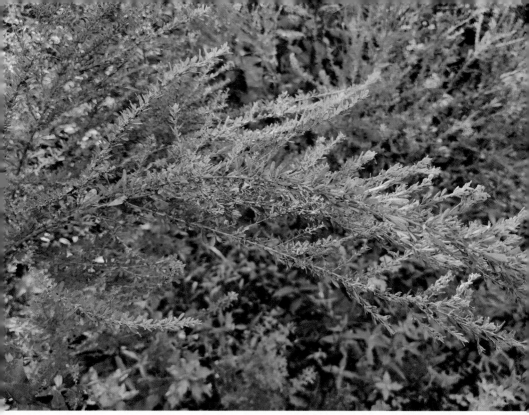

비수리

30% 이상의 증류주를 넣고 장기간 냉암소에서 숙성시켜 술을 만든다.

비수리 식혜 | 비수리 지상부의 열수 추출물로 식혜나 막걸리를 만들기
도 한다.

생활 도구 | 대가 단단하고 유연성이 있어서 싸리나무를 대신하기도 했
다. 광주리 · 소쿠리 · 조리 · 빗자루 등의 도구를 만드는 데 쓴다.

빨간 무

비트

학명 *Beta vulgaris* subsp. vulgaris 과명 명아주과

특성

지중해 연안이 원산지인 두해살이풀이다. '비트'라고 부르지만 '비트루트(beetroot)' 즉 뿌리 부분을 주로 이용하는 채소다. 속명 'Beta'는 켈트어의 'bett(붉음)'에서 유래했다. 비트의 빨간 색소인 '베타시아닌(Betacyanin)'을 추출하여 '비트레드'라는 식용 색소로 이용한다.

효능

비트 뿌리에는 독특한 색깔을 나타내는 베타레인(betalain) 성분과 당분이 많고, 비타민 A · 칼륨 · 엽산 · 철분이 풍부하게 들어 있다. 주성분인 베타레인은 활성산소 및 지질과산화를 예방하며, 해독 및 항암 작용을 하는 것으로 알려져 있다. 잎에는 베타카로틴이 풍부하므로 버리지 말고 활용한다.

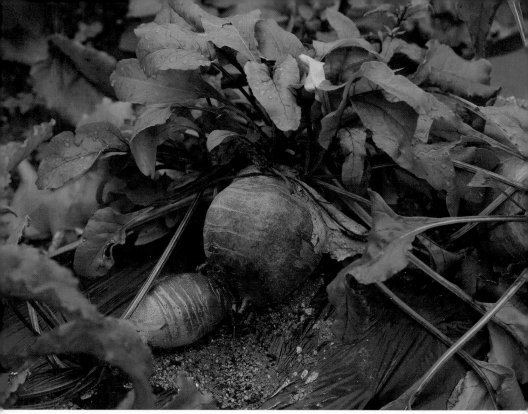

비트

비트의 당뇨병에 관한 특허와 논문

비트, 당근 및 사과를 1.5 ~ 3.5 : 1.5 ~ 2.5 : 4 ~ 7의 중량 비율로 착즙 배합한 숙성물은 농도 의존적으로 α-glucosidase 및 α-amylase의 활성을 저해하고, 혈당을 감소시키며, 췌장 조직 내 랑게르한스섬 β cell의 면적을 감소시키는 등 우수한 혈당 조절 효과를 가진다. – 비트 혼합물을 유효성분으로 함유하는 항당뇨 조성물, 특허등록 제2369194호, 농업회사법인 주식회사 배려이노베이션

몸에 좋은 이용법

비트 주스 | 비트 생것으로 주스를 만든다.

비트차 | 뿌리를 썰어 말려서 차를 만든다.

천연색소 | 뿌리의 붉은색을 피클이나 밥 등 각종 요리의 색소로 쓴다.

목숨을 이어 주는 나물

산마늘

학명 *Allium microdictyon* Prokh. 과명 백합과

특성

강원특별자치도 등의 비교적 높은 산지에서 자라며, 재배도 한다. 산
나물로 남획되어 개체수가 매우 줄어들었다. 울릉도 산마늘과는 분류
학적으로 구별된다. 식물 전체에서 마늘 냄새가 나는 산나물로, 키는
40~70cm 정도로 자라고 5~7월에 황록색 꽃이 핀다. 지리산 · 오대산 ·
설악산의 고산지대에 자생하는 오대종과, 울릉도의 울릉산마늘이 있다.
울릉도에서는 춘궁기에 이 나물을 캐어다 삶아 먹으면서 생명을 이었다
고 하여 '명이나물'이라고도 부른다.

효능

산마늘 특유의 향을 내는 '황화아릴 성분'은 입맛을 자극하며, 각종 무기
질과 비타민 등이 풍부하여 우수한 식품으로 평가받고 있다. 특히 아연
성분이 배추의 37배 정도나 들어 있어 강장식품으로 간주되고 있다.

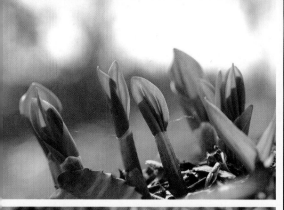
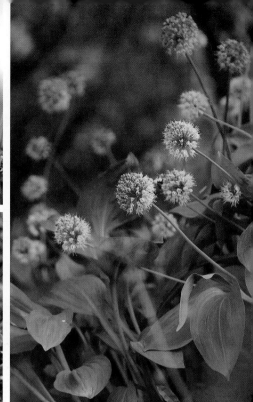
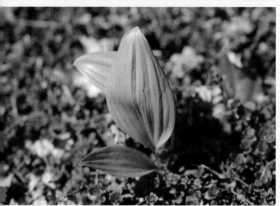

산마늘

산마늘의 당뇨병에 관한 특허와 논문

고지방 식이로 유발된 생쥐의 당뇨와 고지혈증이 산마늘 잎 추출물 투여로 저해되었으므로 당뇨와 고지혈증을 개선시키는 데 효과가 있다. - 고지방 식이 생쥐에서 산마늘 잎 추출물의 혈당강화와 고지혈증 치료 효과, 대구한의대학교 이영준, 대한예방한의학회지, 2011. 4. 30.

산마늘 추출물은 혈장 포도당(글루코오스) 농도를 유의적으로 감소시킴으로써 항당뇨 효능을 나타내므로 당뇨성 질환의 예방 및 치료에 유용한 약학조성물 또는 건강기능식품으로 이용될 수 있다. - 산마늘 추출물을 유효성분으로 함유하는 당뇨성 질환의 예방 및 치료용 조성물, 특허등록 제543405호, 학교법인 상지학원

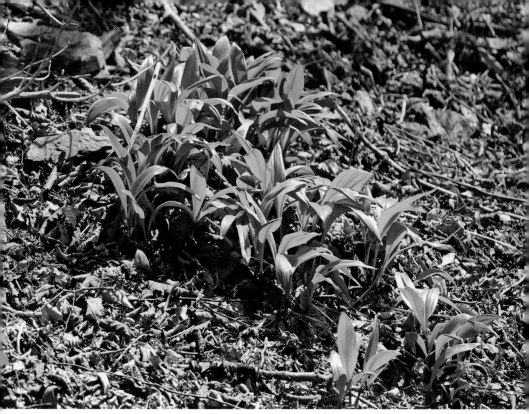

산마늘

몸에 좋은 이용법

쌈 채소 │ 줄기와 잎으로 쌈을 싸 먹는다.

나물 반찬 │ 줄기와 잎을 무침 · 볶음 · 튀김 · 만두소 등으로 다양하게 요리한다.

명이장아찌 │ 염장, 간장절임, 장아찌를 만든다.

※ 특허를 살펴보면, 산마늘 및 산부추를 포함하는 천연 조미료, 항산화 기능성 산마늘 음료, 산마늘이 함유된 만두 제조 방법, 산마늘 절임식품 의 제조 방법 등 다양하다.

삽주 뿌리는 사람을 늙지 않게 한다

삽주

학명 *Atractylodes ovata* (Thunb.) DC. 과명 국화과

특성

우리나라 전국의 산지에 자생하는 여러해살이풀로, 여름에는 다소 서늘한 반그늘진 수목 밑에서 많이 보인다. 키는 50~100cm이고, 7~10월에 흰색의 꽃이 핀다. 어린순은 나물로 이용하고, 뿌리는 창출(蒼朮), 백출(白朮)이라는 한약재로 쓴다. 일반적으로 창출은 묵은 뿌리, 백출은 그해의 새 뿌리를 말한다.

효능

뿌리는 예로부터 위장병에 좋은 약초로 알려져 있다. 창출은 주로 습(濕)의 제거에 사용되고, 백출은 소화기관의 기운을 돋우며 기를 보충해 주는 용도로 사용한다. 최근 연구에 의하면 알레르기의 치료 및 예방에 유용하고, 비듬균의 생육을 억제하며, 피부 미백 효과도 확인되었다. 삽주 뿌리는 한약재 특유의 맛과 향이 있으며, 한약 달일 때 나는 특이한 냄새

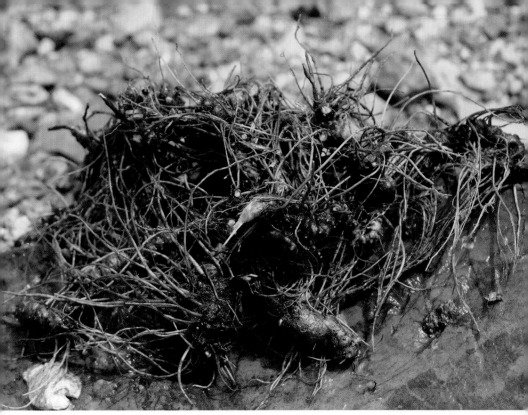

삽주 뿌리

는 주로 삽주에서 나는 것이다.

창출 투여로 혈당과 췌장의 손상된 베타 세포가 회복되는 등, 창출은 혈당과 인슐린 저항성을 조절하여 제2형 당뇨병 흰쥐에 긍정적인 효과를 나타냈다. - 창출이 제2형 당뇨병 흰쥐에 미치는 영향, 경희대학교 한의과대학 이대훈 외 2, 대한한의학회지, 2015. 3. 31.

항당뇨병제인 Metformin과 백출 추출물의 병용투여를 통한 Metformin에 의해 유발되는 부작용의 감소를 확인하였고, 지방 축적 억제를 통한 비만 치료 효과를 확인하였다. - 백출 추출물을 포함하는 당뇨병 치료효과 증진 및 비만개선용 약학적 조성물, 특허공개 제1020160011330호, 동국대학교

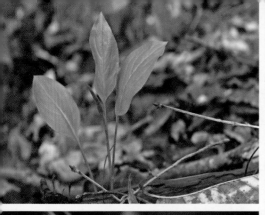
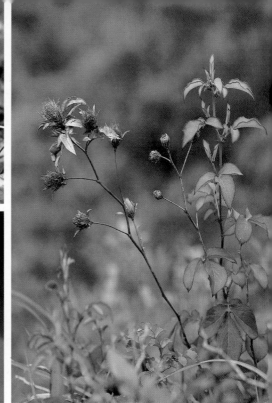
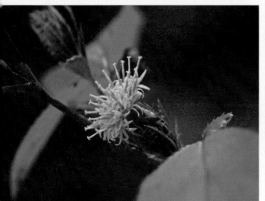

삽주

몸에 좋은 이용법

산나물 | 어린순은 최고의 산나물로 친다. 데쳐서 쓴맛을 우려낸다.

삽주차 | 뿌리는 수염뿌리를 제거하고 햇빛에 말려 차를 끓여 마신다. 감기에 좋다.

뿌리술 | 뿌리로 술을 담기도 하고 식혜도 만들며, 가루 내어 먹기도 하한다. 모기퇴치제 | 삽주 뿌리를 쑥과 섞어 태우면 모기 등의 해충을 없앨 수 있다.

손바닥선인장

학명 *Opuntia ficus-indica* var. rubra 과명 선인장과

특성

여러해살이 다육식물로, 제주특별자치도에서 지방기념물 제35호로 지정된 국내 유일 토종 선인장이다. '백년초', '부채선인장'으로 불리며, 국가표준식물목록에선 '왕선인장'이다. 5~6월에 노란 꽃이 핀 뒤에 자주색 열매가 익는다. 손바닥만 한 잎은 줄기이고, 가시는 잎이 변형된 것이다.

효능

줄기와 열매를 식용·약용하며, 식이섬유·칼슘·철분 등 무기질 성분이 많다. 청열해독(淸熱解毒), 행기활혈(行氣活血) 효능으로 한방에서 심장병·위장병·류머티즘·열병 등에 쓴다. 성질이 차므로 과용하지 않는다.

손바닥선인장의 당뇨병에 관한 특허와 논문

본 발명의 손바닥 선인장의 고형 추출물은 α-글루코시다제 억제능, α-아

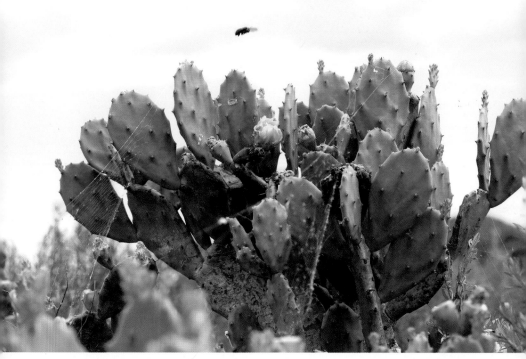

손바닥선인장

밀라제 저해 활성, DPPH 자유 라디칼 소거 활성 등의 항당뇨 관련 인자
들에 대한 억제 특성을 극대화시킬 수 있다는 내용이다. - 손바닥 선인장의 고
형 추출물을 제조하는 방법 및 상기 고형 추출물을 포함하는 항당뇨 식품 조성물, 특허공개 제10-2021-
0116992호

몸에 좋은 이용법

잼 | 줄기와 열매로 잼을 만들고, 샐러드 · 피클 · 술 · 식초 등도 만든다.
물김치 | 열매를 물김치 담는 데 넣어 홍자색의 색감과 기능성을 활용
한다. 자색 열매는 항산화 성분인 안토시아닌과 폴리페놀이 풍부하다.
식품첨가물 | 열매의 적색 색소를 추출하여 식품첨가물로 이용한다.
분말 | 열매로 분말을 만들어 각종 면 반죽에 넣어 맛과 색, 향을 낸다.

땅속의 배

야콘

학명 *Smallanthus sonchifolius* (Poepp. & Endl.) H.Rob. 과명 국화과

특성

남아메리카 안데스 산맥이 원산지인 여러해살이풀이다. 비교적 따뜻한 곳에서 잘 자라며, 키는 1.5~3m 정도이다. 연한 잎은 생채나 샐러드를 만들어 먹고 잎차나 꽃차도 만든다. 뿌리는 아삭하고 단맛이 있어서 생으로 먹는다. 숙성되면 단맛이 강해진다. '땅속의 배(Pear in the ground)'라고 한다.

효능

글루코스·프락토올리고당·이눌린 등이 많이 들어 있다. 프락토올리고당은 장내 유산균의 먹이가 되어 소화를 촉진하고, 이눌린은 당뇨나 동맥경화 등의 성인병 예방에 도움이 된다.

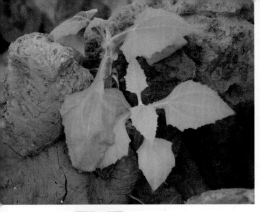
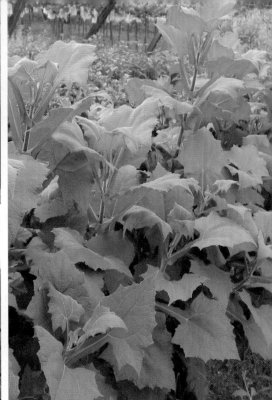
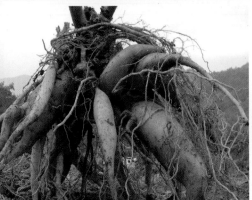

야콘

야콘의 당뇨병에 관한 특허와 논문

항산화능이 있는 폴리페놀 및 체내에서 분해 흡수가 어려운 프락토올리고당이 다량 함유되어 있어 혈당조절, 지방대사 촉진 및 다이어트 등의 기능을 갖는 야콘 괴근 추출물을 이용하여 제조한 요구르트 조성물에 관한 것이다. - 야콘 추출물에 의한 혈당조절, 지방대사촉진, 다이어트기능의 요구르트 제조방법, 특허 공개 제10-2020-0130031호, 주식회사 다예비앤에프

본 발명은 혈당강하능이 있는 야콘잎과 식용피 고추장에 관한 것으로, 혈당강하능을 갖는 야콘잎과 식용피(피쌀)를 고추장의 재료로 사용하여 혈당강하를 통해 소비자의 양호한 건강상태를 도모하고 야콘잎과 식용피의 부가가치를 높힐 수 있다. - 혈당강하능이 있는 야콘잎과 식용피 고추장, 특허등록 제 1319008호, 충청북도

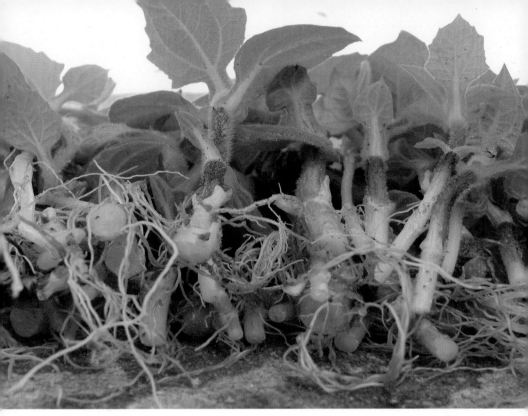

야콘

몸에 좋은 이용법

쌈채소, 나물 | 어린잎과 줄기 생것을 쌈채소로 이용하고, 데쳐서 무침
이나 국거리로 이용한다.

뿌리 생주스 | 다른 과일과 섞어 과일 샐러드나 야콘 주스를 만든다. 뿌
리에 수분이 많으므로 햇볕에 말려 껍질이 약간 쭈글쭈글해 질 때까지
후숙시키면 단맛이 강해진다.

야콘 분말 | 분말을 만들어 야콘냉면, 야콘국수 등을 만든다. 단맛은 강
하지만 칼로리는 낮으므로 다이어트 식품이다.

동물 사료 | 야콘 잎에는 단백질이 많아 동물사료로 쓴다.

여주

학명 *Momordica charantia* L. 과명 박과

특성

한해살이 덩굴식물로, 열대아시아에서 전파되었으며 주로 재배한다.
6~7월에 노란색 꽃이 핀다. 열매는 도깨비방망이처럼 길쭉하고 혹 모양
의 돌기가 밀생하여 울퉁불퉁하다. 성숙하면 등황색으로 익으면 불규칙
하게 갈라져서 홍색 육질로 싸여 있는 종자가 나타난다. 육질은 달지만
과피는 쓴맛이 난다.

효능

맛은 쓰고 성질은 차며 독이 없다. 비타민 C 함량이 높아서 항산화 활성
이 높고, 항균 및 항암 효과도 확인되었으며, 특히 당뇨 또는 비만 개선
용 물질이 포함되어 있다. 동남아시아에서는 야맹증 · 건선 · 류마티즘
등의 여러 질병 치료에 사용되었다.

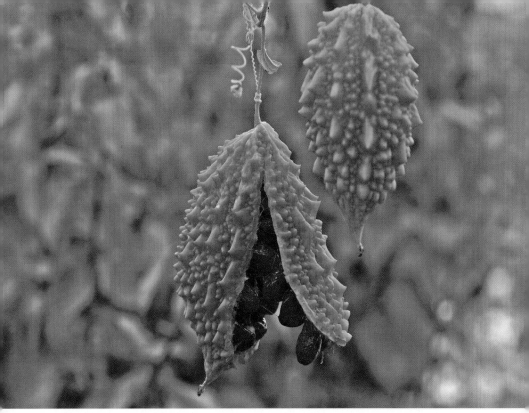

여주

여주의 당뇨병에 관한 특허와 논문

여주차는 혈당강하 활성이 우수하고 당뇨병을 예방 및 개선할 수 있는 효과가 있으며, 중금속에 의한 간 손상을 회복시킬 수 있는 효과가 있으므로 혈당 이상으로 인해 야기되는 질환을 예방하거나 개선하는 데 유용하게 사용할 수 있다. - 혈당강하용 기능성 여주차의 제조방법, 특허등록 제1200344호, 주식회사 파이토엠앤에프

천연인슐린이라 불리는 여주를 주원료로 하며 여기에 소화 촉진은 물론 여주와의 응집 역할을 하도록 대추 및 우엉을 첨가하여 제조된 환으로서, 당뇨 예방은 물론 당뇨환자의 혈당을 강하시키는 효능이 있다. - 여주를 주원료로 한 당뇨 예방 및 개선용 기능성 식품 제조방법, 특허등록 제1520860호, 주식회사 이이웰

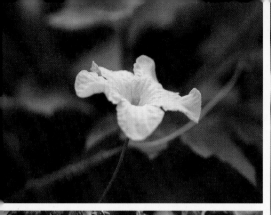
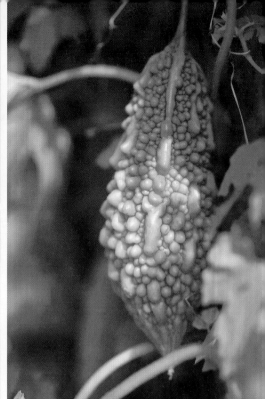
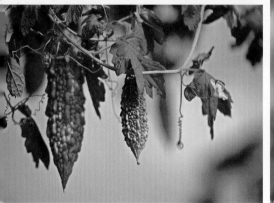

여주

몸에 좋은 이용법

여주차 | 여주를 썰어 말려 차를 우려내어 마신다.

당뇨식 떡 | 제2형 당뇨병 환자가 섭취할 수 있는 떡을 만든다.

여주 주스 | 여주에 양파 및 아로니아의 착즙액을 혼합하여 건강주스를
만든다.

식품첨가물 | 말려서 가루를 만들어 청국장, 닭갈비 소스, 누룩에 첨가한
다.

여주 막걸리 | 막걸리나 식혜를 만들기도 한다.

울금

학명 *Tulipa gesneriana* L. 과명 생강과

특성

생강과의 여러해살이풀로, 줄기가 곧게 1~2m 정도로 자란다. 인도를 중심으로 한 열대, 아열대 지역에서 재배한다. 줄기와 뿌리를 식용, 약용한다. 울금과 강황은 단일종이며, 약용 부위에 따라 괴근은 울금으로, 근경은 강황이라 하는데 통증을 완화하고 월경불순을 개선하는 효과가 있다. 인도에서는 타박상에 외용제로 쓰며, 카레를 비롯한 음식의 향신료로 이용한다.

효능

맛은 맵고 쓰며 성질은 차다. 어혈이나 황달에 사용한다. 울금에 들어 있는 커큐민은 콜레스테롤 수치 저하, 항암성, 항바이러스, 항염증, 간 보호, 항산화, 항알레르기 효과 등을 가진 것으로 알려져 있다.

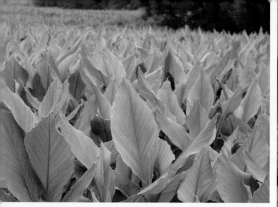

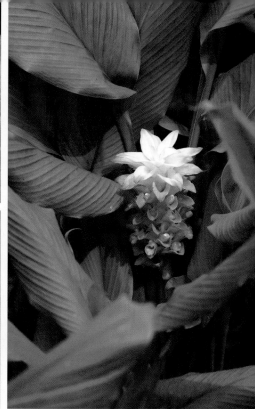

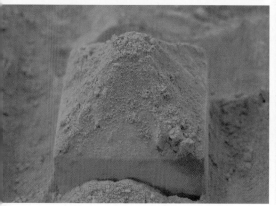

울금

울금의 당뇨병에 관한 특허와 논문

본 발명은 아이스플랜트, 양파, 오미자 및 강황 발효액을 포함하는 것을 기술적 특징으로 하여 고혈당을 현저히 개선할 수 있으며, 복통 등의 부작용을 감소시킬 수 있는 장점이 있다. - 아이스플랜트, 양파, 오미자 및 강황 발효액을 포함하는 혈당 개선용 조성물 및 그 제조방법, 특허등록 제2000703호

몸에 좋은 이용법

울금밥 | 울금 가루를 밥을 지을 때 넣는다.

울금 라떼 | 울금 가루를 우유에 넣고 간을 맞추면 울금 라떼가 된다.

식품 저장성 향상재 | 식품의 기호성과 저장성을 높이는 기능이 있어서 울금 굴비, 울금 어묵, 울금 국수, 울금 양갱을 만들고, 낫토균으로 발효

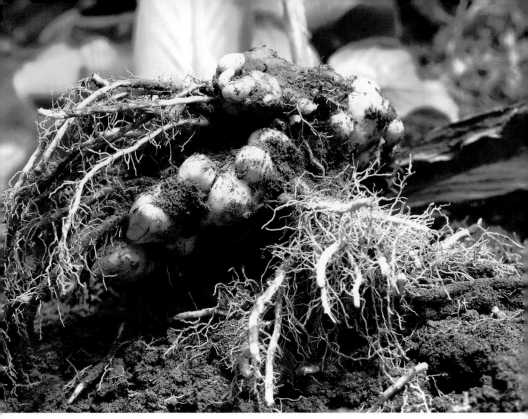

울금

울금도 만든다.

※ 배와 생강을 주원료로 한 이강주에도 울금이 들어간다.

※ 특허에는 울금 함유 닭고기 육포, 발효식초, 티백차, 기능성 소시지, 강황 또는 울금을 포함하는 인스턴트커피 등 다양한 특허가 있고, 치약, 새우나 넙치 사료도 만든다.

인삼 · 산삼

학명 *Panax ginseng* C.A.Mey. 과명 두릅나무과

특성

두릅나무과의 여러해살이풀로, 키는 60cm 정도 자라고, 잎은 줄기 끝에 5장씩 돌려서 난다. 5월경 흰색의 작은 꽃이 피고 열매는 6~7월에 붉게 익는데, 원예 변종으로 노랗게 익는 황숙종도 있다. 잎과 열매, 뿌리 모두를 식용, 약용한다.

산삼이나 인삼, 산양삼은 DNA 상 같은 식물이지만 그 약효는 차이가 있다. 오래된 산삼에서는 인삼이나 산양삼에 없는 새로운 사포닌도 발견된다. 백혈병 세포주에 대한 항암 효과 비교 실험에서 산삼이 가장 크고, 그 다음이 산양삼, 인삼 순이라는 보고가 있다. 오래된 산삼이 발견되는 곳의 토양은 비옥한 부식토이고, 인 · 칼슘 · 마그네슘 · 게르마늄 · 셀레늄과 등의 무기질도 풍부한 곳이다. 산에서 키우는 산양삼은 인삼 종자를 직파하여 재배하거나 인삼의 묘를 이식하여 반 자연적, 반 인공적으로 재배한다. 산양삼의 형태는 인삼과 산삼의 중간 형태와 크기가 된다. 최근에는 수경재배 등으로 새싹인삼을 재배한다.

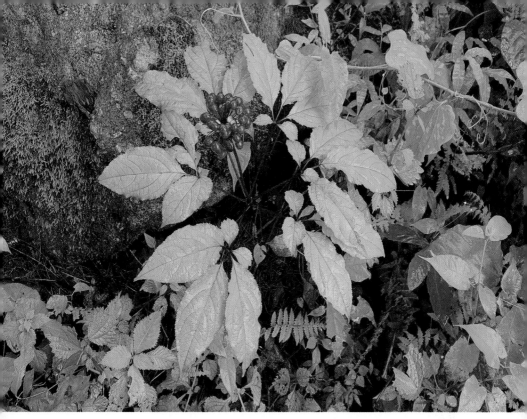

효능

맛이 달고 성질은 약간 따뜻하며 독이 없다. 원기를 보하고 신체 허약·
피로·식욕부진 등에 쓴다. 스트레스에 대한 저항성을 강화하고 고혈압
개선, 인슐린 작용 증강, 혈당 강하, 지질대사 촉진 및 항암 작용 등이 밝
혀졌다.

인삼의 당뇨병에 관한 특허와 논문

인삼잎 추출물은 알파-글루코시다제 활성을 저해하고, 경구투여 시 혈
당 강하 효과가 뛰어나며, 뿌리에 비해 가격이 저렴하기 때문에 상기 인
삼잎 추출물을 이용하여 제조한 치료제는 당뇨병의 치료 또는 예방에 유
용하게 사용될 수 있다. - 인삼잎 알콜 추출물을 함유하는 당뇨병 치료제, 특허등록 제526626호

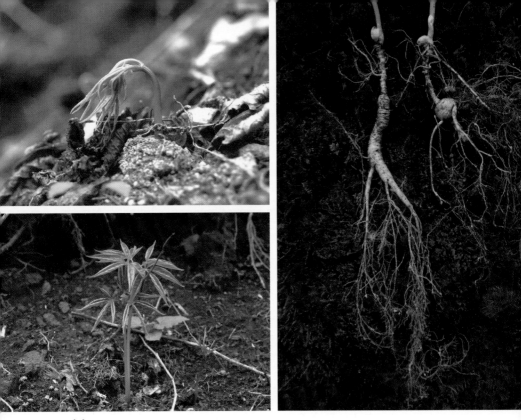

산삼

인삼 꽃은 약재뿐만 아니라 어떠한 형태의 식품으로도 사용된 바 없고 모두 버려지던 것이어서 인삼 꽃 조성물을 당뇨병의 예방 및 치료에 사용할 경우 인삼 근을 원료로 하는 경우보다 약 23배 이상의 현격한 효과가 있을 뿐만 아니라 인삼재배 농가의 수익도 증대시킬 수 있다. - 인삼 꽃을 원료로 하는 당뇨의 예방을 위한 약학 조성물 및 치료를 위한 약학 조성물, 특허등록 제894029호

몸에 좋은 이용법

생으로 먹기 | 잎부터 뿌리까지 생으로 먹는다.
인삼주 | 술을 담아 마신다.
어린순 식재료 | 어린순은 샐러드, 비빔밥 등 요리 재료로 이용하고 삼계탕이나 밥을 지을 때도 넣는다.

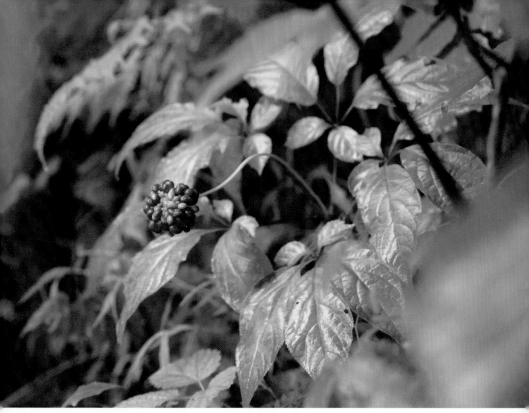

산삼

인삼 분말 | 전초를 분말로 만들어 요리에 넣는다.

발효액 | 인삼 꽃이나 익은 열매를 채취하여 장아찌나 발효액을 만든다.

※ 발효액은 각종 요리에 넣고, 발효주나 발효식초를 만들 수도 있다.

지치

학명 *Lithospermum murasaki* Siebold 과명 지치과

특성

우리나라 양지바른 산자락이나 들판에 자생하는 여러해살이풀로, 산지 풀밭에서 줄기만 햇볕을 받고 뿌리에는 직사광선이 비치지 않는 환경에서 잘 자란다. 키는 30~70cm로 자라고, 5~6월에 흰색 꽃이 핀다. 식물 전체에 털이 있고, 어린 개체는 뿌리에서 하나의 줄기를 올리지만 해가 갈수록 여러 개의 줄기가 생긴다. 열매가 익으면 쌀알처럼 희고 단단해진다. 뿌리는 굵으며 자주색이다. 지치 주변의 흙도 자주색이다. 지치 뿌리는 염료나 약재로 이용하는데, 중국 제나라 때부터 이미 옷감을 물들이는 고급 염색제로 이용했다. 약식에 넣어 식용색소로 이용하며, 어린 순을 나물로 먹는다. 참고로, 29종의 지치과 식물 가운데 25종이 식용과 약용으로 쓰인다.

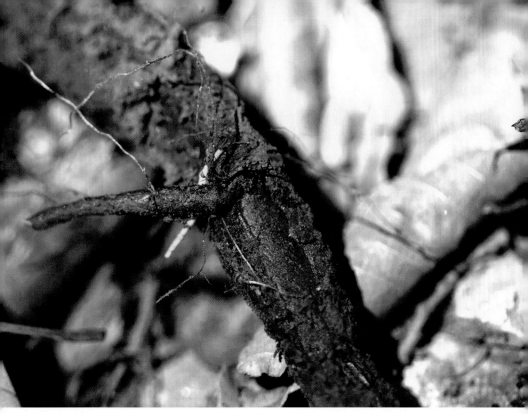

효능

해독 효과가 있고, 항균 및 항염증 작용이 강하여 예전에는 홍역의 예방
이나 치료에 이용했다. 갱년기 여성질환에도 도움이 된다. 지치의 약성
은 보랏빛 색소(결정성의 아세틸시코닌 : Acetylshikonin)에 많이 함유되어 있으므
로 물로 씻지 않고 말려서 흙을 털어내거나 술을 뿜어서 씻는다. 진도의
전통주인 홍주의 색과 향을 낼 때 뿌리를 이용한다.

지치의 당뇨병에 관한 특허와 논문

황기와 지치의 복합추출물인 본 발명의 항당뇨용 약학적 조성물은 당뇨
에 따른 혈당 수치 증가에 대한 억제 효과가 우수하여 항당뇨용 약학적
조성물 및 항당뇨용 건강기능식품에 널리 활용될 수 있다. - 황기 추출물 및 지

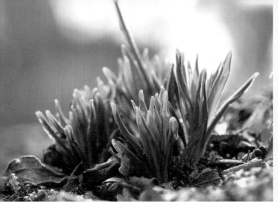
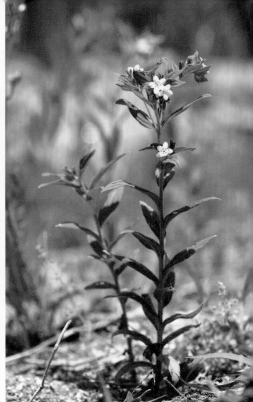
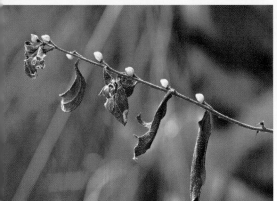

지치

치 추출물을 유효성분으로 포함하는 항당뇨용 약학적 조성물

몸에 좋은 이용법

어린순 나물 | 어린순을 나물로 요리해 먹으면 갱년기 여성질환에 도움
이 된다.

천연 색소 | 지치의 붉은 색소는 증류주나 약식 등을 만들때 이용한다.

지치술 | 술을 담가 마시면 정력이 좋아지고 살을 빼는 데 도움이 된다.

※ 몸이 차거나 혈액이 탁한 사람은 주의해야 한다.

암 치료제 | 중국에서는 지치와 까마중을 함께 달여서 각종 암 치료에
쓴다.

염색제 | 뿌리의 붉은색은 옷감의 염색제로 쓴다. 지치로 염색한 옷을

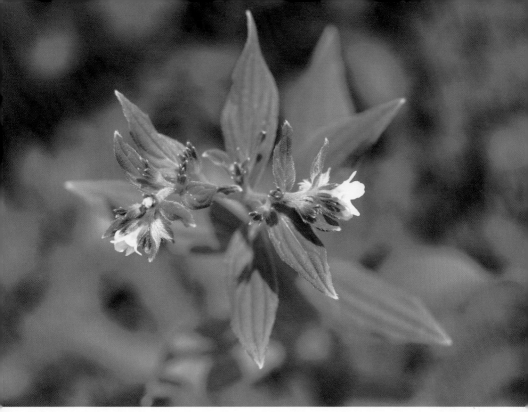

지치

입으면 창독(瘡毒)이 치료되고 종기가 생기지 않는다고 한다.

※ 아토피 피부염 환자를 위한 천연염색제로 이용하면 좋다.

생으로 먹는 나물 중에서 향기가 으뜸

참나물

학명 *Pimpinella brachycarpa* (Kom.) Nakai 과명 미나리과

특성

우리나라 전역의 깊은 산 수림 하부 또는 음지의 비옥한 토양에 자생한다. 키는 50~80cm 정도이고, 6~8월에 흰색의 꽃이 핀다. 유사종인 큰참나물은 키가 1m까지 자라는데, 참나물보다는 내건성이 강하여 산의 능선 가까이에서 자란다. 뿌리는 민간에서 최고의 당뇨 치료약으로 알려져 있다. 참고로, 시중에서 참나물이라고 재배하여 판매하는 것은 유사종인 파드득나물이다.

효능

총콜레스테롤과 LDL-콜레스테롤 및 중성지질 함량은 감소시키고, HDL-콜레스테롤과 인지질 함량은 증가시킴으로써 지방간 및 동맥경화의 예방과 치료에 효과적이다. 알코올 섭취로 인한 산화적 스트레스와 독성으로부터 간을 보호하는 효과가 있다. 참나물은 향과 맛도 뛰어나지만 철

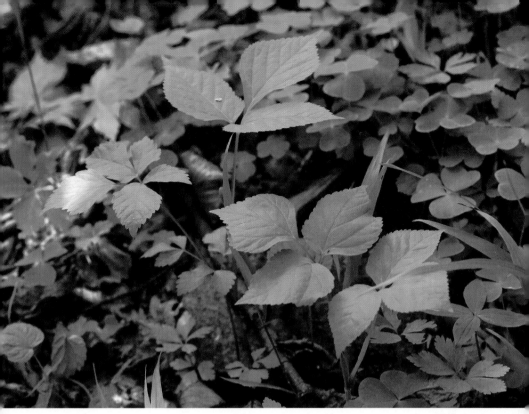

참나물

분 · 베타카로틴 · 비타민 · 엽산 등과 필수아미노산 및 지방산 등이 많아 고혈압 · 고지혈증 · 신경통 등에 효능이 있고, 대장암세포 생육 억제 활성을 나타낸다는 연구도 있다.

참나물의 당뇨병에 관한 특허와 논문

본 발명에 따른 참나물 추출물을 유효성분으로 포함하는 조성물은 우수한 알파-글루코시데이즈 저해활성과 소장에서의 포도당 흡수 저해 활성에서 각각 높은 저해활성을 나타내어 효과적으로 당뇨를 예방, 개선 및 치료할 뿐만 아니라 천연소재로서 인체 안전성 또한 매우 높다. - 참나물 추출물을 유효성분으로 포함하는 항당뇨 조성물, 특허등록 제1453807호, 고려대학교.

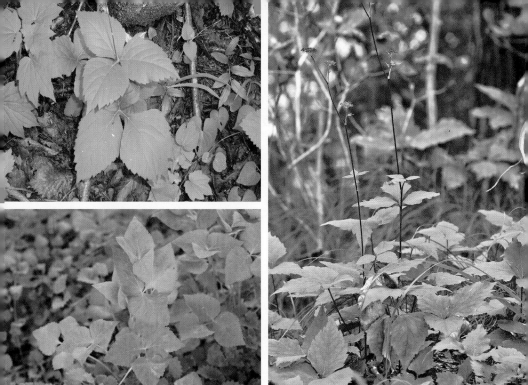

참나물(위), 파드득나물(아래), 큰참나물(오른)

몸에 좋은 이용법

쌈채소 | 연한 잎과 줄기를 생으로 쌈채소로 이용한다.

물김치 | 연한 잎과 줄기로 물김치를 만들어 먹는다.

나물 | 데쳐서 나물 무침을 만든다.

전, 튀김 | 전을 부치거나 튀김을 만들어 먹는다.

마땅히 돌아오다

참당귀

학명 *Angelica gigas* Nakai 과명 미나리과

특성

높은 산 그늘의 비교적 습한 토양에 자생하는 두해살이 또는 세해살이풀
로, 약용식물로 재배도 한다. 키는 1~2m 정도 자라고, 8~9월에 자주색
꽃이 핀다. 쿠마린 성분에 의해 독특한 향기가 나는데, 산행할 때 줄기를
씹어 먹으면 입 안에 향이 퍼지고, 물맛이 달콤해진다. 뿌리를 보혈약으
로 이용한다. 어린순을 쌈채나 나물로 이용하는데, '개당귀'라고 하는 독
초 지리강활과 혼동하기 쉽다. 시중에서 당귀로 유통되는 쌈채소는 대부
분 재배하는 왜당귀이다.

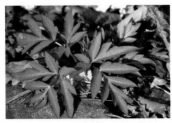

참당귀

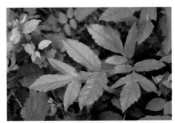

지리강활(개당귀)

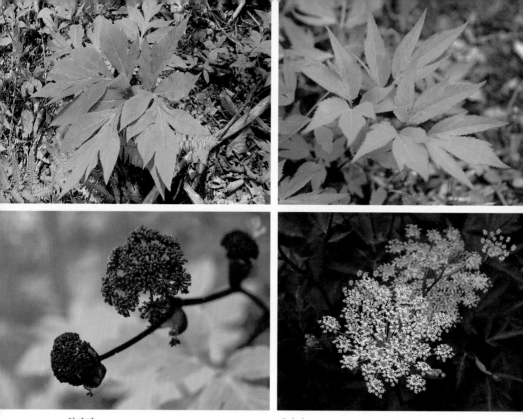

참당귀   왜당귀

효능

보혈 · 진정 · 조경 등의 효능이 있어서 당귀는 여성들에게 효능이 좋은
약초이다. 현기증 · 두통 · 관절염 · 변비 · 월경불순 · 타박상 등 혈액과
관련이 있는 증상에 쓴다.

참당귀의 당뇨병에 관한 특허와 논문

본 발명은 참당귀 잎 추출물을 포함하는 조성물에 관한 것으로서 NO 생
성량 감소 및 α-amylase의 활성을 억제시키는 참당귀 잎 추출물을 유효
성분으로 포함하는 항염증 및 항당뇨 조성물 및 이를 이용한 기능성 한
방소스에 관한 것으로 종래의 당뇨 치료제와 동등한 수준으로 항당뇨 효
능을 나타내어 건강기능식품 소재나 의약품으로 널리 사용될 수 있다. -

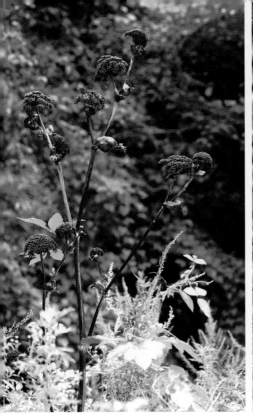
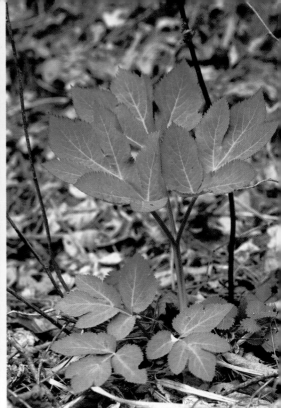

참당귀

참당귀 잎 추출물을 포함하는 항염 및 항당뇨 기능성 조성물 및 한방소스 제조방법, 특허등록 제1756804호, 강원도

몸에 좋은 이용법

쌈채소 | 어린순은 쌈채소로 먹는다. ※시중에서는 재배한 왜당귀를 먹는다.

나물 | 데쳐서 나물로 무쳐 먹는다. 비빔밥 재료로 좋다.

장아찌 | 당귀 잎으로 장아찌를 담는다. 그 간장을 모아두면 당귀 간장이 된다.

뿌리차 | 말린 뿌리로 차를 만든다.

당귀술 | 뿌리로 술을 담그면 향긋하다.

천마

학명 *Gastrodia elata* Blume 과명 난초과

특성

깊은 산속 계곡 근처, 낙엽이 쌓여 부식질이 많은 숲속에서 자란다. 잎과 줄기가 없어 썩은 참나무의 뽕나무버섯균과 공생하여 자라는 반기생 식물이다. 1년 내내 뿌리로만 있다가 5~6월에 녹색 또는 붉은색 꽃대를 올리는데, 꽃대 색에 따라 '청천마', '홍천마'라고 부른다. 키는 30~100㎝이고, 씨앗을 맺으면 시들어 버린다.

효능

뇌질환 계통의 질병에 최고의 신약이라 불린다. 특히 두통이나 중풍 등의 두뇌질환에 뚜렷한 효력을 발휘할 뿐만 아니라 위궤양 · 간질 · 간경화증 · 식중독 · 디스크 · 백혈병 및 암에 이르기까지 광범위한 질병에 뛰어난 효력을 발휘하는 것으로 알려져 있다.

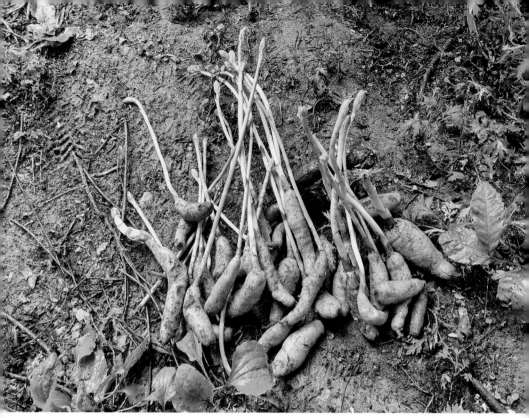

홍천마(왼), 청천마(오른)

천마 추출물 또는 천마를 포함하는 혼합생약재 추출물이 제2형 당뇨병 동물 모델에서 경구내당능을 향상시키고, 인슐린 분비능을 향상시키며, 말초조직 및 간에서 인슐린 저항성을 감소시키며, 우수한 항비만 및 항고지혈 효능을 나타내며, 세포독성이 거의 없으므로 제2형 당뇨병 예방 및 치료용 조성물로 유용하게 사용될 수 있다. - 천마 추출물을 유효성분으로 함유하는 제2형 당뇨병 예방 및 치료용 조성물, 특허공개 제1020110006921호, 호서대학교

몸에 좋은 이용법

천마 우유 | 천마 생것을 우유나 요구르트와 함께 갈아서 먹는다.

천마차 | 분말을 물에 타서 마신다.

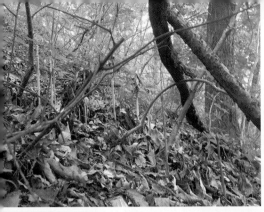
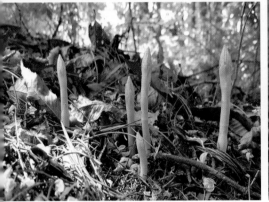
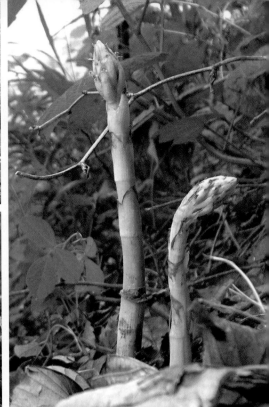

천마

천마오리탕 | 오리백숙에 천마를 넣은 천마오리탕은 고혈압 환자에게
좋다.

천마술 | 천마로 술을 감가 6개월 이상 숙성시켜 마신다.

※ 야생 천마는 약성이 강하고 냄새가 역하다. 재배 천마보다 절반 이하
로 줄여야 한다.

갯벌의 산삼

퉁퉁마디

학명 *Salicornia perennans* Willd. 과명 명아주과

특성

우리나라 각처의 갯벌이나 바닷물이 드나드는 내륙 염분지에서 무리져
자란다. 마디가 튀어나와서 '퉁퉁마디'라고 하는데, 짠맛이 나서 '함초(鹹
草)'라고 한다. 주로 만조선 부근의 침수되지 않는 곳에서 무리지어 자란
다. 잎은 퇴화되었고 녹색의 줄기는 다육질이며, 키가 10~30cm 정도로
자라는데 가을이 되면 붉게 물든다.

효능

식이섬유 및 망간 · 칼슘 · 아연 · 요오드 · 구리 · 철 · 인 등의 미네랄이
풍부하다. 위염 · 위궤양 · 고혈압 · 관절염 · 비만 · 당뇨 치료 등 적용 범
위가 넓은 염생식물이다. 특히 숙변을 제거하고 배변 활동을 원활하게
하여 변비를 예방하고 비만에 탁월한 효과가 있다.

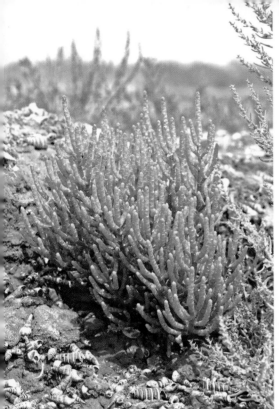
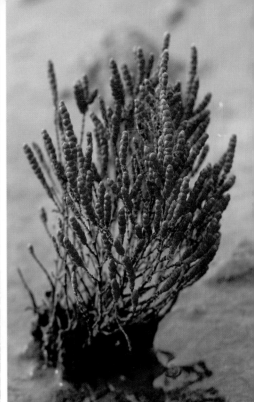

퉁퉁마디

본 연구는 함초 섭취가 고혈당 및 고지혈증을 억제하고 당뇨로 인한 항산화 효소 활성변화를 정상으로 회복시킴을 밝혀 함초를 활용한 건강식품개발 위한 가능성을 제시하고 있다. - 당뇨쥐에서 함초첨가 식이의 항당뇨 및 항산화 효과, 목포대학교 식품영양학과 방미애 외 2, 한국식품영양과학회지, 2002. 10. 31.

본 발명의 천일염 및 함초 추출물을 조합한 조성물은 알파-글루코시다제 저해활성이 유사한 것으로 확인된 천일염 및 바질 추출물 조합에 비하여 현저하게 우수한 항당뇨효과가 인정되어, 소금 즉, 염분을 섭취함에도 불구하고 당뇨병 개선 또는 예방 효과가 인정된다. - 천일염 및 함초 추출물을 포함하는 당뇨 예방 또는 개선을 위한 식품 첨가물 조성물, 특허공개 제10-2012-0130831호, 목포대학교

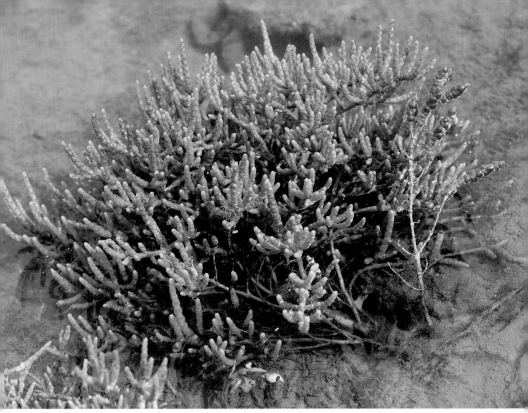

통통마디

몸에 좋은 이용법

오래전부터 바닷가 사람들이 많이 먹었던 식재료로, 지상부를 이용한다.

나물, 국 | 데쳐서 콩나물과 함께 무치거나 국을 끓인다. 현대인의 기호
에 맞추어 샐러드·죽·비빔밥·초밥도 만든다.

함초차 | 차로도 이용한다.

함초 조미료 | 분말을 만들어 간장, 조미김가루, 자반에 활용하는 천연
조미료가 된다.

함초 소금 | 소금을 만들기도 한다.

비누 | 천연 비누와 샴푸의 재료로 쓴다.

적하수오, 백하수오

하수오

학명 *Reynoutria multiflora* (Thunb.) Moldenke 과명 마디풀과

특성

백하수오(백수오)와 적하수오가 '하수오'라는 이름을 같이 이용하고 있어서 혼동된다. 백하수오는 우리나라의 자생식물인 '큰조롱'의 뿌리이고, 적하수오는 '붉은조롱'의 뿌리를 말한다. 대부분 재배하던 적하수오 뿌리는 그 형상과 색상이 꼭 고구마 같아 '산고구마'라는 이름으로 부르기도 하였다. 1년생 줄기는 가을이 되면 말라 죽지만 오래된 줄기는 목질화되는데 오래된 줄기도 약재로 이용한다. 참고로, 백하수오의 정식 생약명은 '백수오'이다.

효능

맛이 달고 쓰며 성질은 따뜻하다. 간(肝)과 신장[腎]을 보익하고, 혈을 자양하며 풍을 제거하는 효능이 있다고 알려져 있다. 머리카락이 일찍 희어지거나 빠지는 증상에도 효능이 있다. 피를 묽게 하여 흐름을 원활하

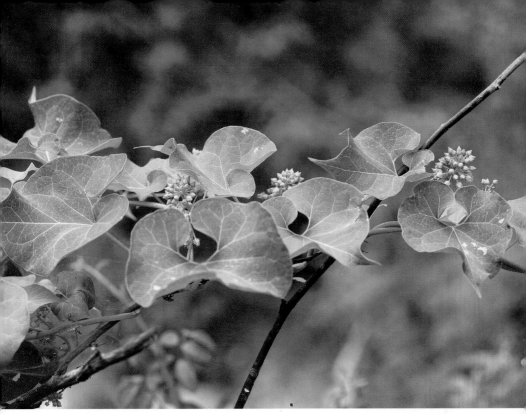

게 해 주며 혈액을 맑게 해 주는 작용을 한다. 한방에서는 강장제, 강정제, 완하제로 사용하며. 임상에 많이 사용하는 생약이다.

적하수오의 당뇨병에 관한 특허와 논문

적하수오는 고과당이 유발하는 대사장애를 개선하였고 그 작용은 에너지 대사가 매개하는 인슐린 신호전달 활성화에 의해 일어났다. 따라서 적하수오는 고지혈증, 비만, 인슐린 저항성과 고혈압의 개선을 통해 대사증후군의 유용한 치료제가 될 수 있다는 내용이다. - 고과당식이 랫드모델에서

적하수오 투여에 의한 대사증후군 개선효과, 원광대학교 한의과대학 고민철외 4, 대한본초학회지, 2015.

3. 30

하수오를 물, 극성 유기용매 또는 이들의 혼합용매로 추출하는 단계, 상기 추출액으로부터 고형분을 제거하는 단계 및 상기 추출액으로부터 추

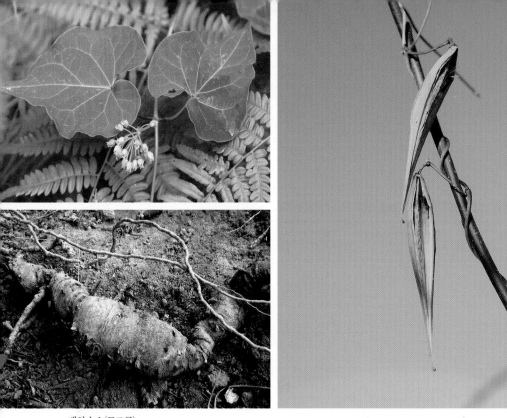

백하수오(큰조롱)

출용매를 제거하여 하수오 추출물을 얻는 단계를 통해 혈당강하 효과
가 있는 하수오 추출물을 얻고, 이를 함유시켜 당뇨병 관련 치료용 조성
물을 제조함으로써, 우수한 혈당강하 효과를 갖는 하수오 추출물과 그
추출물을 함유한 당뇨병 관련 질환 치료용 의약 조성물에 관한 것이다.

– 하수오 추출물의 제조방법과 그 추출물을 함유한 당뇨병관련 질환 치료용 의약 조성물, 특허공개 제
1020040063291호, 에스케이디스커버리 주식회사

몸에 좋은 이용법

한방약 | 뿌리를 한방에서 강장제·강정제·완화제로 사용한다.

※ 백하수오는 부작용이 별로 없지만 적하수오는 부작용이 있으므로, 덩
이뿌리는 잔뿌리를 다듬어 햇볕에 말리거나 쥐눈이콩 삶은 물에 구증구

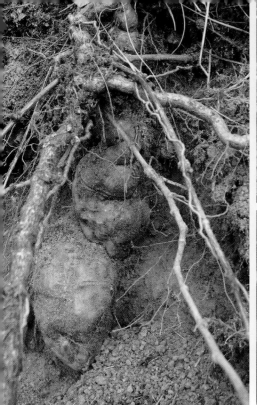
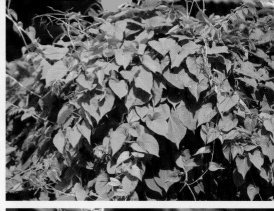
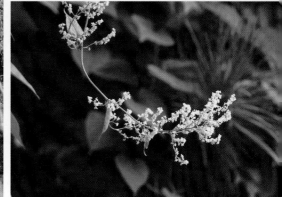

적하수오(붉은조롱)

포(9번 찌고 아홉 번을 말리는 법제 방법)하여 쪄서 말린다. 특히 충분히 법제하지 않은 적하수오를 과량 복용하여 황달 등으로 병원에 실려간 사례가 많으므로 개인이 사용하기에는 적합하지 않다.

어린순나물 | 백하수오 어린순은 나물로 먹는다.

뿌리죽 | 뿌리로 죽을 끓여 먹는데, 무 · 마늘 · 파를 넣지 않는다.

하수오술 | 뿌리 또는 목질화된 묵은 줄기로 술을 담가 불면증을 치료하는 약재로 사용한다.

고름 제거제 | 생잎을 곪은 데 붙여 고름을 흡수시킨다.

바다 국화

해국

학명 *Aster spathulifolius* Maxim. 과명 국화과

특성

우리나라 중부 이남의 바닷가에서 자라는 여러해살이풀로, 제주특별자
치도나 남해안의 바닷가 바위틈이나 절벽에서 볼 수 있다. 독도에도 해
국이 있다. 키는 30~60cm 정도로 작고 뿌리는 깊게 내린다. 가을에 연
보라색 꽃이 피고 줄기는 목질화되며 가지가 갈라진다. 겨울에도 푸른
잎이 남아 반상록 상태로 보인다.

효능

해국 추출물을 이용하여 혈청 지질 개선제, 당뇨 및 당뇨합병증 치료약,
항노화 효과를 가진 피부 외용제를 만들고, 체내에 흡수되는 에너지의
양을 효과적으로 낮추어 주므로 비만 예방 및 치료에 유용하게 이용될
수 있다.

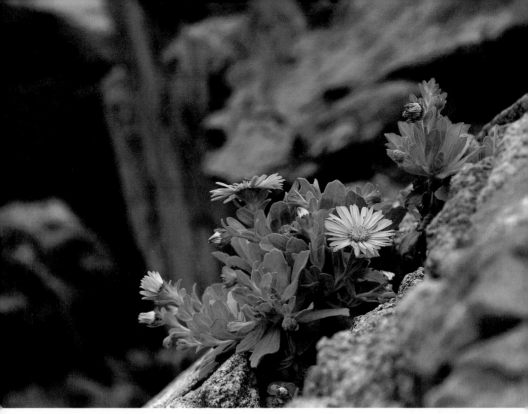

해국

해국 추출물은 혈당 강하 효과와 인슐린 저항성 개선 및 고혈당에 의한 당뇨합병증 예방 활성이 우수하여 당뇨병의 주요 증상과 당뇨합병증 예방 및 치료용 조성물 또는 기능성 식품, 혈당 강하 조절용 약학적 조성물 및 혈당 강하 조절용 건강식품으로 유용하게 이용될 수 있다. - 해국 추출물을 유효성분으로 포함하는 당뇨 및 당뇨합병증 예방 또는 개선용 조성물, 특허공개 제1020150115973호, 주식회사 뉴트리

몸에 좋은 이용법

관상 원예 | 정원이나 화단에 관상용으로 심는다.
나물 | 연한 순은 데치고 찬물에 우려서 나물로 먹는다.

121

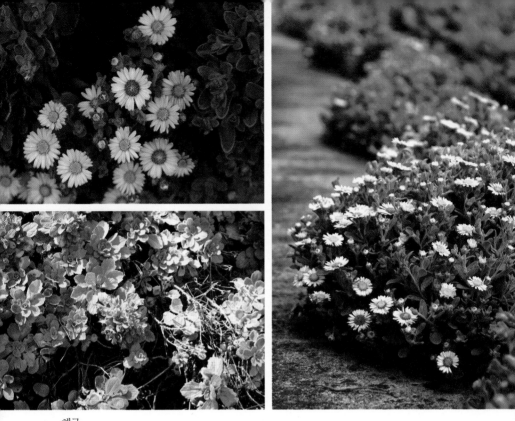

해국

잎차, 꽃차 | 어린 잎과 꽃을 그늘에서 말려서 차를 만든다.

※ 충북대학교의 실험결과, 해국 지상부 및 해국 꽃은 대체 항산화제 또는 천연 방부제로서 의약품, 식품, 화장품 등의 개발에 응용될 수 있다는 보고이다.

※ 위암세포, 유방암세포에 해국 등의 국화과 식물 추출물을 처치한 결과 농도 의존적으로 암세포 성장을 억제했다는 실험 결과가 있다.

PART 2

당뇨에 좋은 나무 29가지

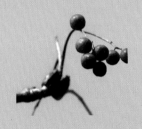

가시오갈피

학명 *Eleutherococcus senticosus* (Rupr. & Maxim.) Maxim. 과명 두릅나무과

특성

가시오갈피는 키 2~3m 정도로 자라는 낙엽관목으로, 가늘고 긴 가시가 촘촘하게 나 있다. 유사종으로 민가시오갈피 · 오갈피나무 · 섬오갈피나무 · 지리산오갈피 등이 있다. 가시오갈피는 해발 1,000m 이상의 고산 음지에 자생한다. 인삼보다 많은 종류의 사포닌을 함유하고 있어 시베리안 진생(Siberian ginseng)으로 불린다. 러시아에서는 그 추출물을 우주인의 식량에 첨가하여 이용한다.

효능

잎이 다섯 갈래로 갈라진 인삼이란 뜻의 '오가삼(伍加蔘)'이라 하여 신경 쇠약 · 식욕부진 · 건망증 · 불면증 · 고혈압 등의 치료에 쓰거나, 자양강장제 · 피로 해소제로 사용한다.

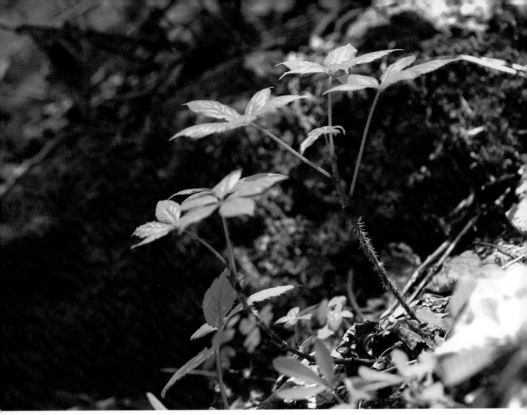

가시오갈피

가시오갈피의 당뇨병에 관한 특허와 논문

가시오갈피, 섬오갈피나무, 오갈피나무의 잎 부위를 이용하여 알파 글루코시다아제와 알파 아밀라아제 활성 저해 효과를 통한 혈당강하 효과를 평가한 결과 갈피나무 속 추출물들은 혈당강하 및 당뇨대사 이상으로 인한 지질대사의 개선에 효과적인 것으로 나타났다. - 오갈피나무 속(屬) 식물의 항당뇨 및 혈당강하 효과, 강원도 농업기술원 임상현외 6, 한국식품영양과학회지

본 발명에 따른 오가피 열매 추출물은 당뇨 유발에 의한 혈당 수치 감소 효과 및 췌장 무게 감소에 대한 개선 효과가 뛰어나므로 이를 당뇨 예방 또는 치료용 조성물로 유용하게 이용할 수 있다. - 당뇨 예방 기능성 성분을 포함하는 오가피 추출물 및 그 제조 방법, 특허공개 제11020220037761호, 대한민국 농촌진흥청

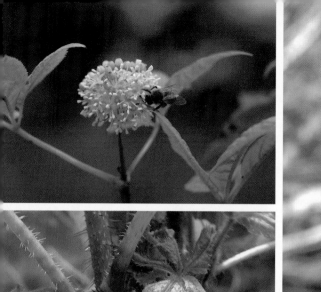
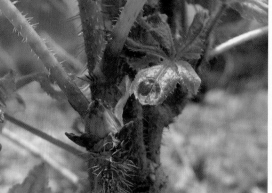
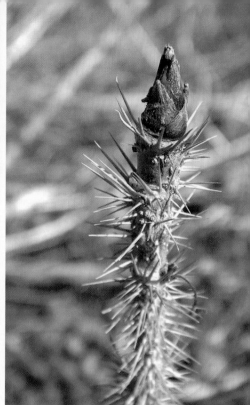

가시오갈피

몸에 좋은 이용법

나물 | 어린순을 데쳐서 물에 우려 쓴맛을 빼고 나물로 먹는다. 밥 지을
때도 넣으며, 만두속 재료로도 좋다. 묵나물도 만든다.

장아찌 | 어린순으로 장아찌를 담근다.

오가피잎차 | 잎차를 만들기도 한다.

꽃 열매 발효액 | 덜 익은 열매나 꽃을 발효액의 재료로 쓴다.

열매술, 식혜 | 서리 맞은 열매를 수확해서 술을 담거나 식혜를 만든다.

뿌리껍질술 | 뿌리껍질로 술을 담가 취침 전에 한 잔씩 마시면 요통이
나 손발저림에 효과가 있다.

※소화 기능이 약한 소음인은 복통이 생길 수 있으니 주의한다.

통풍을 치료하는 목천료자

개다래

학명 *Actinidia polygama* (Siebold & Zucc.) Planch. ex Maxim. 과명 다래나무과

특성

잎이 넓은 덩굴성 나무로 깊은 산속 나무 아래나 계곡에서 자란다. 길이는 약 5m 정도이고, 6~7월에 흰색 꽃이 피고 열매는 9~10월에 누렇게 익는데 매운 맛이 난다. 꽃필 무렵 나뭇잎을 흰색으로 변색시켜 곤충들을 유혹한다. 일반적인 개다래는 열매가 길고 끝이 뾰족하며, 꽃에 진딧물이 침입한 열매는 울퉁불퉁 별 모양의 충영이 된다.

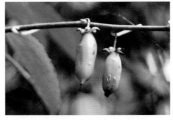

개다래

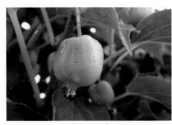

다래

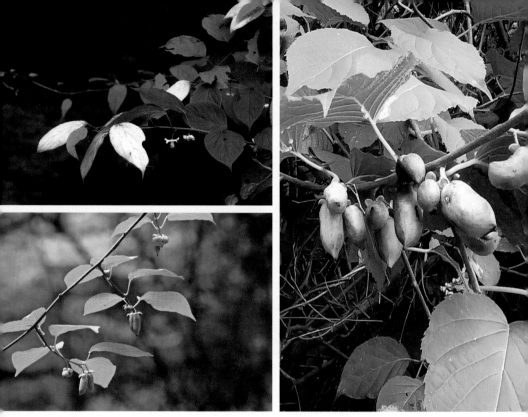

개다래

효능

한방 약재 '목천료자(木天蓼子)'는 꽃이 필 때 벌레가 기생하여 생긴 울퉁
불퉁한 열매인 충영을 따서 말린 것으로, 가을에 따서 뜨거운 물에 넣어
벌레를 죽이고 말려서 쓴다. 통풍 · 중풍 · 안면신경마비 · 요통 · 관절염
등에 효능이 있다. 가지와 잎을 '목천료', 뿌리를 '목천료근'이라 하여 모
두 약으로 쓴다.

개다래의 당뇨병에 관한 특허와 논문

개다래는 복통, 류머티즘관절염, 뇌졸중 치료에 사용되었으며, 최근 소
염, 진통, 통풍에 효과가 있다고 알려져 있다. 본 연구는 개다래 열매의
초임계추출 후 남은 부산물의 항염증 및 항동맥경화 활성을 조사한 결

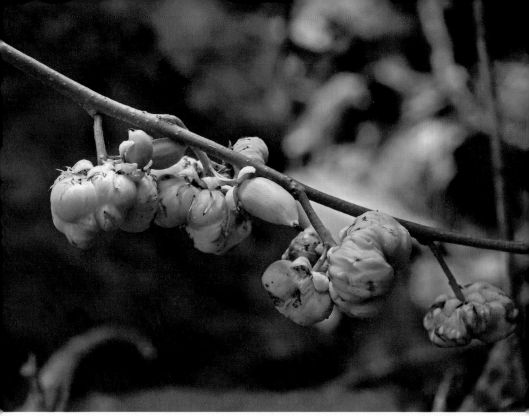

개다래 충영

과, 동맥경화를 비롯한 고혈압, 암, 당뇨, 관절염 등의 만성염증성 질환의 예방과 치료에 효과적으로 이용할 수 있다. - 개다래 초임계 박추출물이 염증 및 동맥 경화에 미치는 영향, 계명대학교 식품가공학과 유미희 외 7, 한국식품과학회지, 2010. 8. 31.

몸에 좋은 이용법

개다래 열매차 ㅣ 개다래 열매와 감초를 함께 물로 달여서 마신다.

열매 분말 ㅣ 열매를 찌거나 뜨거운 물에 담갔다가 말려서 가루를 만들어 먹는다. 소금이나 꿀에 절여서 먹는다.

열매술 ㅣ 열매로 술을 담가 복용한다. ※ 과량 복용하면 호흡 곤란 등 부작용이 있을 수 있다.

겨우살이

학명 *Viscum album* L. var. *lutescens* Makino 과명 겨우살이과

특성

참나무 · 팽나무 · 물오리나무 · 밤나무 및 자작나무 가지에 기생하는 상
록관목이다. 광합성을 하여 기주식물에 전적으로 의존하지 않는 반기생
식물로 분류된다. 일반적으로 키는 40~100cm이고 3~4월에 꽃이 피며,
열매는 주로 노란색지만 붉은색을 띠는 것도 있다. 비슷한 기생식물로,
참나무겨우살이 · 꼬리겨우살이 · 동백겨우살이 등이 있는데 모두 약으
로 쓴다.

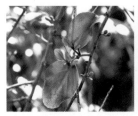
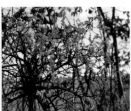
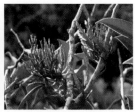

참나무겨우살이   꼬리겨우살이   동백겨우살이

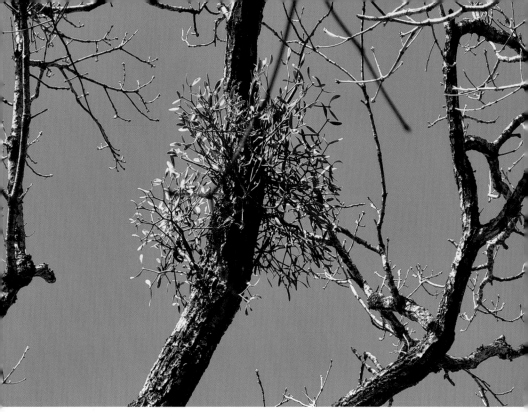

겨우살이

효능

한방에서는 '곡기생(槲寄生)' 또는 '상기생(桑寄生)'이라 하여 요통 및 치통과 같은 통증의 완화, 고혈압 및 동맥경화와 같은 혈액순환개선 등에 이용하고 있으며, 유럽에서는 민간요법으로 간질, 불임 및 고혈압 등에 사용한다. 유럽에서는 '미슬토(mistletoe)'라 하여 만병통치약으로 써 왔다. 스위스 Hiscia연구소는 다양한 항암제를 상용화하였고, 독일 Helixor사에서 자궁경부암 치료용 주사제를 개발한 바 있다.

겨우살이의 당뇨병에 관한 특허와 논문

겨우살이 냉수 추출물의 항당뇨 활성을 조사한 결과, 5일 후부터 실험쥐의 혈당이 유의하게 억제되었으며, 10일 후부터 안정된 억제 효과를 나

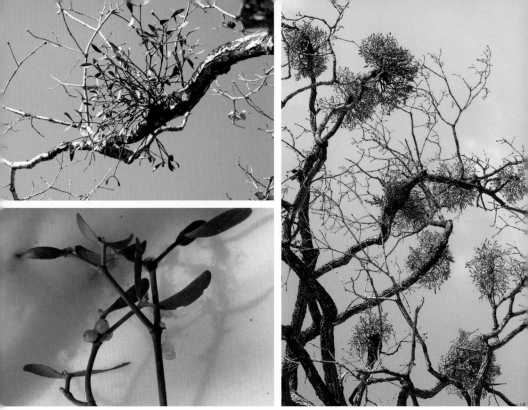

겨우살이

타내고 대조군에 비해 20% 이상의 혈당 강하 효과를 나타내었다. 경구 당부하 실험에서는 경구투여 마우스에서 유효한 당부하 억제 활성이 관찰되었다. 또한 경구 투여는 당뇨 마우스의 혈액 내 총 콜레스테롤과 중성 지질의 농도를 억제하는 것으로 나타났다. - 한국산 겨우살이 추출물의 2형 당뇨 억제 및 근육세포 미토콘드리아 생성 증가 효과, 한동대학교 생명과학과 정회윤 외 6, 한국식품영양과학회지, 2015. 3. 31.

꼬리겨우살이 추출물은 알파 글루코시데이즈를 억제하는 효과가 국내에 자생하는 다른 겨우살이 종에 비하여 뛰어나므로, 항당뇨 활성을 나타내는 약학적 조성물 또는 건강기능식품으로 이용될 수 있다. - 꼬리겨우살이 추출물을 유효성분으로 포함하는 항당뇨용 조성물, 특허등록 제2003354호, 대한민국(산림청)

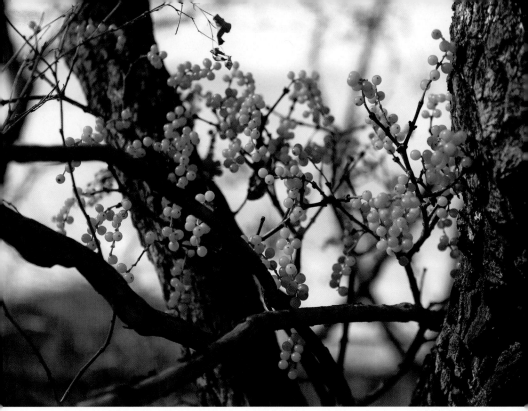

꼬리겨우살이

몸에 좋은 이용법

겨우살이차 | 그늘에서 말려서 감초, 대추와 함께 물에 넣고 끓여 차로 마신다. ※ 약차는 묽고 연하게 마시는 것이 좋다.

겨우살이 김치 | 김치를 담글 때 겨우살이 추출물을 넣어 항암 효과를 기대한다는 특허가 있다.

겨우살이 고추장 | 분말을 만들어서 고추장 등에 넣거나 막걸리도 만든다.

겨우살이술 | 겨우살이술을 '기동주'라고 부르는데 신경통이나 관절염에 좋다.

작은 감나무

고욤나무

학명 *Diospyros lotus* L. 과명 감나무과

특성

키가 약 10m 정도 자라는 낙엽활엽교목이다. 5~6월에 연녹색 꽃이 피고, 10~11월에 검게 익는 작은 열매를 식용한다. 내한성은 감나무보다 강하고, 감나무를 접목하는 대목으로 쓴다. 땅에 떨어진 고욤나무 열매에서 식물성 동충하초가 자라는데 이를 '군천자동충하초'라 한다.

효능

열매의 맛은 달고 성질은 서늘하다. 모양이 소의 젖꼭지를 닮았다고 하여 '우내시(牛奶柿)', 감보다 작다는 의미로 '소시(小柿)'라고 한다. 민간요법으로 열매를 따서 말린 것을 '군천자(桾櫏子)'라 하여 소갈 · 번열증 등에 처방한다. 진정 · 진통 · 수렴 작용을 하며, 변비 치료에 사용되고, 당뇨 · 고혈압 · 불면증 등 성인병 개선에 도움이 된다. 혈액의 항응고, 뇌세포 보호 작용, 항산화 및 항암 효과에 대한 연구가 있다. 과용하면 변

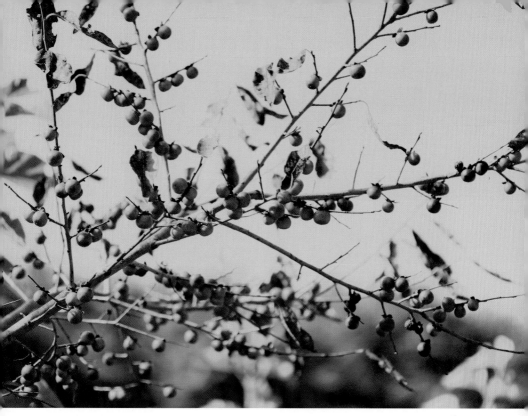

비가 생기거나 몸이 차게 되어 기침할 수 있다.

고욤나무의 당뇨병에 관한 특허와 논문

고욤나무 잎 추출물은 알파 글루코시다제에 대한 강한 억제 활성을 보였고, 알파 글루코시다제 억제값이 98.08%로 산출되었으므로 알파 글루코시다제 억제제로 간주할 수 있으며, 제2형 당뇨병 치료를 위한 항당뇨제로 개발될 수 있다. - 고욤나무 잎으로부터 활성유도 분획법에 의한 알파 글루코시다제 저해물질 분리 및 확인, 전주생물소재연구소 김상준 외 7

고욤나무 잎 및 포도송이 줄기 추출물의 혼합물은 지방세포의 분화를 억제하고, 고지방 식이 동물 모델에서 비만, 고지혈증, 동맥경화 및 심혈관 질환, 고인슐린혈증 및 지방간 개선 효과가 우수하므로 대사성 질환의 치료제 또는 건강기능식품 조성물의 소재로 유용하다. - 고욤나무 잎 및 포도송

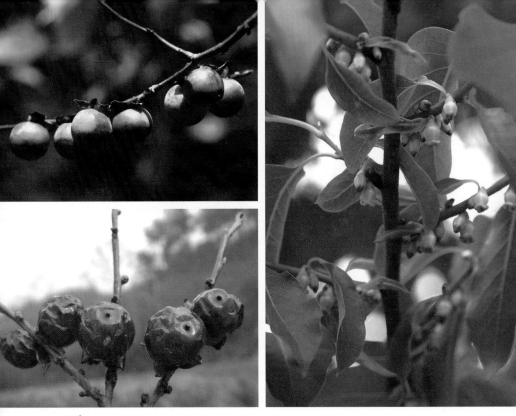

고욤

이 줄기 추출물의 혼합물을 유효성분으로 함유하는 대사성 질환의 예방, 개선 또는 치료용 조성물, 특허등록 제2025572호, 주식회사 아토큐앤에이

몸에 좋은 이용법

고욤잎차 | 연한 잎으로 차를 만든다. 감나무 잎보다 약효가 좋다.

열매 숙성시켜 먹기 | 열매는 가을에 서리가 내린 뒤 채취하여 항아리 넣어 숙성시켜 겨울에 먹는다.

풋열매 식초 | 덜 익은 열매를 갈아서 식초를 만들기도 한다.

윤이 반짝반짝

광나무

학명 *Ligustrum japonicum* Thunb. 과명 물푸레나무과

특성

키가 3~5m 정도 되는 상록관목으로, 잎·열매·꽃이 쥐똥나무와 비슷하다. 광나무는 따뜻한 남서해안에 자생하고, 쥐똥나무는 전국에서 자란다. 광나무 열매를 '여성에게 좋은 열매'라는 의미의 '여정실(女貞實)'이라고 한다. 쥐똥나무 열매는 '남정실(南貞實)'로 부르는데, 약성이 비슷하다.

효능

맛은 쓰고 달며 성질은 평하다. 한방에서 광나무와 쥐똥나무 열매를 목암불명(目暗不明), 수발조백(鬚髮早白), 이명, 현훈 등을 치료하는 데 같이 쓴다. 최근 연구에 따르면, 광나무 잎에는 혈소판 응집을 저해하며 항균을 비롯한 다양한 생리활성을 나타내는 시린긴(syringin) 등의 페놀성 화합물을 다량 함유하고 있는 것으로 밝혀졌다. 또 뇌신경 보호활성, 항노화, 항당뇨 활성 등이 확인되었다.

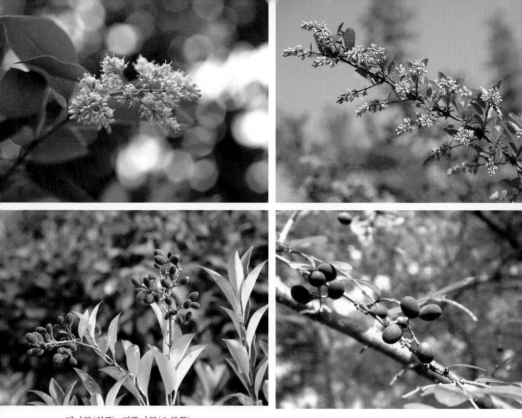

광나무(왼쪽), 쥐똥나무(오른쪽)

광나무, 쥐똥나무의 당뇨병에 관한 특허와 논문

여정엽 물 추출물 투여는 인슐린 분비와 지질대사를 개선하여 고혈당증과 고지혈증을 개선하였다. 더욱이, 여정엽 물 추출물 투여는 혈관과 신장 조직의 염증과정을 억제하여 고혈압을 개선하였다. - 당뇨병 동물모델에서

여정엽 추출물의 항당뇨 및 항염증 효과, 원광대학교 한의과대학 이윤정 외 7

쥐똥나무과실과 광나무과실은 모두 부신피질 기능부전으로 인한 체중감소, 혈압저하, 전해질이상 등에 억제효과를 나타내므로, 시중에서 광나무 대신 여정실로 유통되는 쥐똥나무도 여정실로로 사용할 수 있다. |

여정실류의 효능에 관한 비교연구, 경희대학교 한의과대학 안덕균외 1, 1992. 7. 10.

본 발명은 쥐똥나무속 식물(쥐똥나무 또는 광나무) 열매 분말 또는 추출물과 홍삼 함유 청국장 분말이 0.5 내지 1 : 1로 이루어진 항당뇨 활성 조성물 및 이를 유효성분으로 함유하는 당뇨병 예방 또는 치료용 약학 조성물

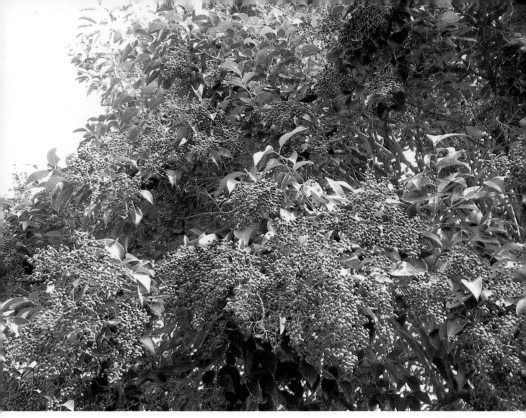

광나무

및 기능성 식품 조성물에 관한 것으로, 본 발명에 따른 조성물은 당뇨 유발 동물에서 혈당을 유의적으로 강하시킬 수 있어 당뇨병의 예방 및 치료에 매우 우수한 효과가 있다. | 쥐똥나무속 식물 열매와 홍삼 함유 청국장 분말로 이루어진 항당뇨 활성 조성물, 특허등록 제1077546호

몸에 좋은 이용법

잎 · 열매 · 가지 모두 식용, 약용하며, 정원수나 생울타리용으로 심는다.

잎차 | 잎은 차로 이용하고 밥 지을 때도 넣는다. 가루 내려 요리에 활용한다.

발효액, 발효주, 발효식초 | 열매는 발효액을 만들어서 음료나 각종 요리에 첨가하고, 발효주나 발효식초를 만들기도 한다.

구기자

학명 *Lycium chinense* Mill 과명 가지과

특성

마을 근처의 둑이나 냇가에서 자라며 전국적으로 분포한다. 낙엽활엽관
목으로, 키는 1~1.5m 정도로 자라고 6~9월에 자주색 꽃이 핀다. 8~9월
에 타원형의 열매가 붉게 익는다. 영어로는 '고지베리(goji berry)'라고 부
르며, 진시황이 즐겨 먹었던 '슈퍼 푸드'로 알려져 있다. 잎·줄기·꽃·
열매·뿌리 등 식물 전체를 식용, 약용한다.

효능

중국에서는 인삼, 하수오 및 구기자를 '3대 명약'이라 한다. 구기자를 오
래 복용하면 몸이 가벼워지고 기력이 왕성해지며, 다리나 허리의 힘이
강해지고 세포의 노화를 억제하는 효과가 있다. 자양강정·정력 증강·
체력 증강·피로 해소 효과가 있다. 내장 기능을 강화하여 입맛이 좋아
지고 소화가 촉진되며 지방간을 예방하고 간을 보호한다. 산채(山菜)로서

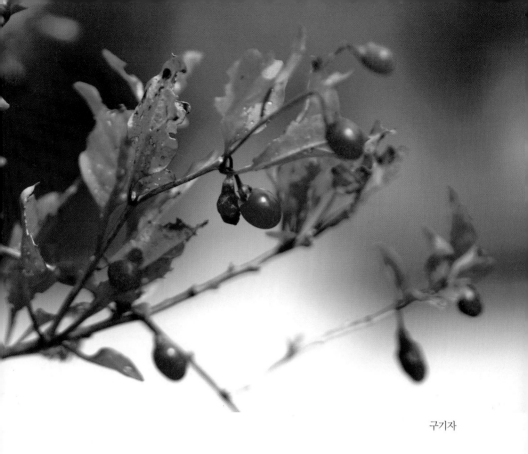

구기자

건강식품으로 크게 기여하므로 청양 등지에서 많이 재배한다.

구기자의 당뇨병에 관한 특허와 논문

본 논문은 천연물의 항 당뇨 효능 검색에 관한 연구로 항당뇨제로 쓰이는 생약들의 혈당강하 효과를 측정한 결과 구기자에서 가장 뚜렷한 항당뇨 효과를 나타내었다. - 천연물의 항당뇨 효능검색, 서울대학교 약학대학 김종호외 7, 한국응용약물학회지, 1996. 9. 30.

본 발명은 구기자 추출물을 함유하는 혈당강하제 조성물 및 이러한 혈당강하활성을 갖는 구기자 추출물의 제조방법에 관한 것으로, 부작용이나 독성 등의 문제가 없이 안전하게 사용할 수 있는 효과적인 혈당강하제로서 스트레스, 지방과다섭취, 당과다섭취 및 운동부족 등으로 인한 당뇨병의 유발을 예방 또는 치료하는 데 효과적으로 사용할 수 있다. - 구기자

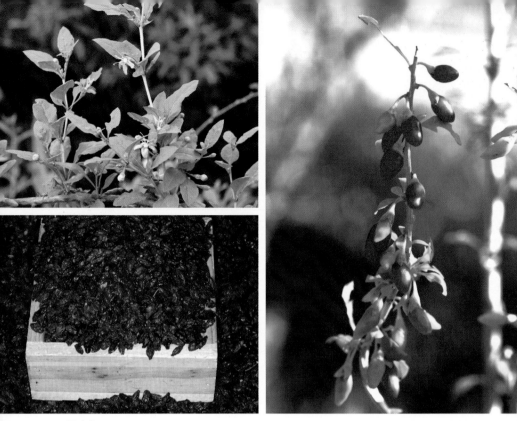

구기자

추출물을 함유하는 혈당강하제 조성물 및 구기자 추출물의 제조방법, 특허등록 제165939호

몸에 좋은 이용법

구기자잎밥 | 어린 잎은 밥에 넣거나 나물 등으로 먹는다.

잎차 | 어린 잎을 말려서 차로 마신다.

열매술 | 열매는 구기차로 마시거나 막걸리를 담아 마신다.

※ 구기자는 1년 내내 이용하는데, 옛 문헌에는 "1월에 뿌리를 캐서 2월에 달여 먹고, 3월에는 줄기를 잘라서 4월에 달여 먹고, 5월에 잎을 따서 6월에 차로 끓여 마시고, 7월에는 꽃을 따서 8월에 달여 먹으며, 9월에 과실을 따서 10월에 먹는다"는 말이 있다.

꾸지뽕나무

학명 *Cudrania tricuspidata* (Carrière) Bureau ex Lavallé 과명 뽕나무과

특성

일반 뽕나무와는 달리 가지에 긴 가시가 있는 것이 특징이다. 남서해안
에 많이 자생한다. 잎은 누에 칠 때도 이용했다고는 하지만 뽕나무잎보
다 억센 편이라서 누에가 잘 먹지는 않는다. 하지만 꾸지뽕나무의 잎을
먹고 자란 누에도 귀한 약으로 취급한다.

효능

약성은 따뜻하고 맛은 달고 쓰며 독은 없다. 위암 · 식도암 · 간암 · 대장
암 · 부인암 등 갖가지 암에 민간요법으로 널리 쓰이고 있는데, 가장 탁
월한 효과가 있는 질병은 자궁암이나 자궁근종이라고 한다. 항암제나 방
사선 요법을 쓸 수 없는 환자들에게서 좋은 결과를 보였다고 한다.

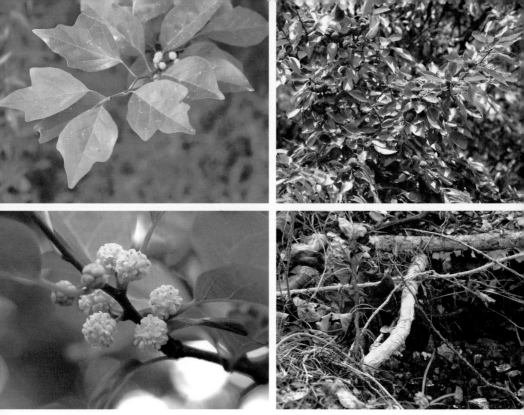

꾸지뽕나무

꾸지뽕나무의 열매를 포함한 줄기 및 뿌리를 주 재료로 하고, 가죽나무 잎, 율무 및 생강을 부재료로 혼합한 추출물은 항산화 및 당뇨병의 발생을 지연시키거나 예방할 수 있다. - 꾸지뽕을 주성분으로 하는 항산화 및 당뇨병 예방용

조성물, 특허등록 제1478196호

몸에 좋은 이용법

꾸지뽕나뭇잎차 | 잎으로 차를 만들어 마신다.

잔가지 · 뿌리껍질 | 잔가지나 뿌리껍질 삶은 물을 간장이나 된장 등의 장류를 담글 때 이용한다.

꾸찌뽕나뭇잎 장아찌 | 장아찌를 담아서 먹기도 한다.

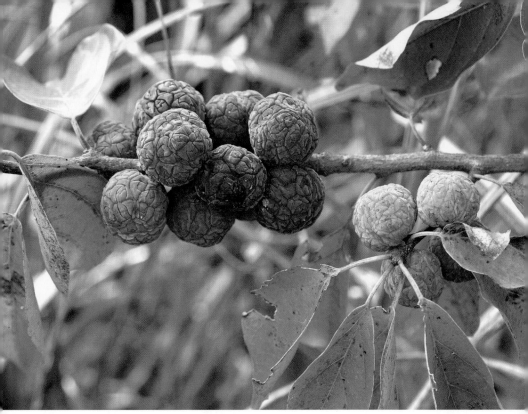

구기자

열매 생과 | 잘 익은 열매는 생것으로 먹는다.

열매술 · 열매 발효액 | 뽕나무 열매인 오디처럼 술이나 발효액의 재료로 이용할 수 있다.

※ 익은 열매를 딸 때는 하얀 진액이 많이 나오는데, 수용성이라서 물로 씻으면 잘 씻긴다.

벽이나 나무를 기어오르며 자라는

담쟁이덩굴

학명 *Parthenocissus tricuspidata* (Siebold & Zucc.) Planch. 과명 포도과

특성

'담을 기어오른다'는 의미에서 '담쟁이덩굴'이라고 한다. 감고 올라가는 형태가 아니라 흡착성 덩굴손(흡반)으로 돌담이나 바위 또는 나무줄기에 붙어서 타고 올라가는 덩굴성이다. 6~7월에 황록색 꽃이 피고, 열매는 검게 익는다. 가을에 붉게 단풍이 든 잎은 경관을 아름답게 한다.

효능

뿌리와 줄기를 '지금(地錦)'이라는 한약재로 쓰는데, 약으로 쓸 때는 나무를 감고 올라간 담쟁이덩굴을 사용해야 하며, 소나무 담쟁이덩굴을 '송담'이라 하여 최고로 친다. 줄기와 열매를 약용하는데, 어혈을 없애는 데 쓰며, 진통 작용을 하여 편두통이나 류마티스성 관절염 등에 사용한다. 당뇨병의 원인인 혈당을 낮추고 암이나 육종 치료에도 효과가 있는 것으로 알려졌다.

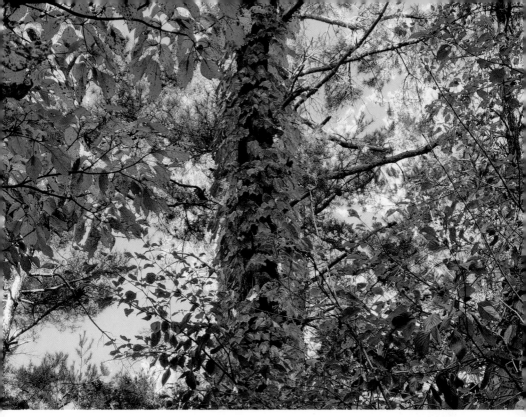

담쟁이덩굴

담쟁이덩굴의 당뇨병에 관한 특허와 논문

담쟁이덩굴 추출물의 알파 글루코시다제 활성억제 효과는 에탄올 추출물과 핵산 및 부탄올 분획층에서 높은 항당뇨 효과를 나타내었고, 이러한 결과는 지금까지 항당뇨 약물로 사용된 것보다도 높은 것으로 나타났다. 따라서 천연 항당뇨 기능성 소재로서 담쟁이 추출물의 활용 가능성이 크다. - 담쟁이덩굴 추출물과 분획물의 항산화, 항당뇨 및 항염증 효과, 신라대학교 식품영양학과 조은경 외 1. 생명과학회지, 2013. 3. 30.

몸에 좋은 이용법

잎차 | 연한 잎을 말려서 차를 만들어 마시거나 담금주를 만들어 약술로 먹는다.

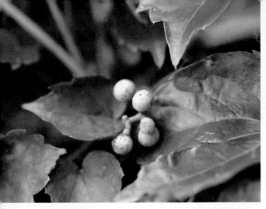

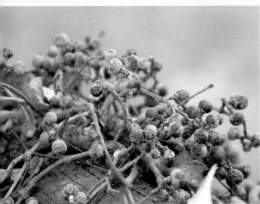

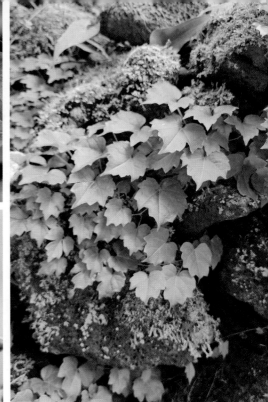

담쟁이덩굴

수액 | 단맛이 나는 수액을 받아 마신다.

엿 | 수액이 풍부한 줄기를 달여서 엿을 만든다.

단맛 내는 재료 | 장아찌를 담글 때 수액을 넣어 단맛을 첨가한다.

실내 원예용 살충제 | 담쟁이덩굴 추출물은 농약을 사용할 수 없는 실내 원예용 살충제가 된다.

마가목 지팡이만 짚고 다녀도 신경통이 낫는다

마가목

학명 *Sorbus commixta* Hedl. 과명 장미과

특성

한라산 · 지리산 · 덕유산 · 강원도의 고산지대와 울릉도에서 자생하는 낙엽소교목이다. 일반적으로 키가 6~8m 정도로 자라지만, 능선에서는 2~3m 정도의 관목으로 자란다. 5~6월에 흰색 꽃이 피고 열매가 붉게 익는다. 잎 · 열매 · 줄기 · 나무껍질 등 모두를 이용한다. 민간에서는 마가목 · 오갈피나무 · 꾸지뽕나무 · 엄나무 · 귀룽나무를 '5대 약나무'라 하고 그중 마가목을 가장 귀하게 여긴다.

효능

열매는 차나 발효주를 만들어 마시는데, 한방에서는 고혈압 및 관절염 치료 등에 사용된다. 나무껍질은 가래를 삭히고, 기침을 멈추며 혈압을 낮추고 소변이 잘 나오게 한다. 마가목 줄기 추출물은 강력한 항응고 활성과 항산화 활성을 나타내므로 항혈전 약품의 소재로 이용되고, 죽상

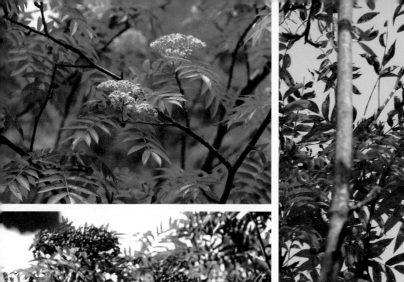

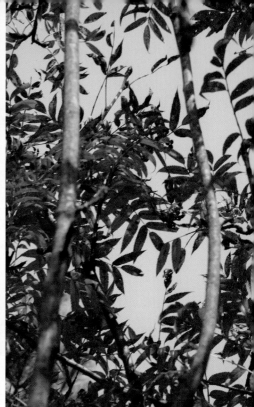

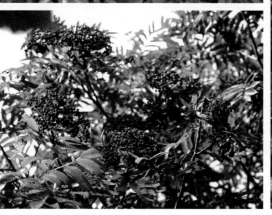

마가목

동맥경화증의 발병을 억제한다는 연구도 있다. 『동의보감』에는 마가목을 '정공등(丁公藤)'이라 하여 "풍증과 어혈을 낫게 하고 늙은이와 쇠약한 것을 보하고 성기능을 높이며 허리힘, 다리맥을 세게 하고 뼈마디가 아리고 아픈 증상을 낫게 한다. 흰머리를 검게 하고 풍사(風邪)를 물리치기도 한다"라고 기록되어 있다.

마가목의 당뇨병에 관한 특허와 논문

당뇨합병증에 효과적인 소재개발을 위하여 울릉도산 마가목 열매 추출물의 최종 당화산물 생성 억제능을 확인한 결과 마가목 열매는 당뇨합병증 예방 및 치료에 효과적인 천연물질이라는 보고이다. - 울릉 마가목의 클로로겐산 이성체의 최종당화산물의 생성 저해 및 라디칼 소거 활성, 대구대학교 식품공학과 김태훈

마가목 열매 추출물은 중성지방 분해능, 지방 조직 무게 감소 등 비만 억

제 효능이 있고 간 내의 ALT, AST 및 TG 수치를 조절하므로, 비만, 당뇨 또는 비알코올성 지방간 질환 치료 또는 예방용 약학 조성물이 될 수 있다. - 마가목 열매 추출물을 유효성분으로 하는 당뇨 질환 치료, 개선 또는 예방용 조성물, 특허등록 제 1811210호, 주식회사 큐어싸이언스 외 1

몸에 좋은 이용법

관상수 | 관상용으로 심어 가꾼다.

마가목차 | 잎 · 열매 · 줄기 · 나무껍질 모두를 차로 우려서 마신다. 찻물은 고운 다갈색이고, 산뜻한 향이 난다.

마가목 나물 | 어린순을 데쳐서 나물로 먹는다.

마가목순 장아찌 | 장아찌를 담는데 꽃봉오리와 함께 만들어도 좋다.

마가목 열매 발효액 | 열매는 발효액을 만들어서 음료로 이용하거나 각종 요리에 첨가한다.

마가목 술, 식초 | 열매, 줄기, 나무껍질을 각각 담금주 재료로 쓴다. 다갈색의 향긋한 술이 된다.

마가목 식초 | 발효식초를 만든다.

지구상에서 가장 영양이 풍부한 기적의 나무

모링가

학명 *Moringa oleifera* 과명 모링가과

특성

인도 · 아프리카 등지에서 자라는 콩과의 열대성 관목으로, 열대나 아열대의 따뜻한 기후에서 성장이 빠르다. 키는 10~12m까지 자란다. 열대지방 전역에서 재배하며, 항산화 물질 등 영양소가 풍부하여 슈퍼푸드의 하나로 주목받고 있다. 어린 잎과 꽃, 열매 꼬투리, 익은 씨앗, 씨에서 짜낸 기름을 식용한다. 모링가나무의 뿌리는 겨자무 대신 샐러드 · 소스 · 향신료 등으로 이용한다. 우리나라에서는 온실에서 재배한다.

효능

다량의 아미노산과 무기질, 비타민 등 90여 종의 영양소를 함유하고 있는데, 단백질은 우유의 2배, 비타민은 오렌지의 7배, 칼륨은 바나나보다 3배 많다. 세상에서 영양분이 가장 풍부하여 '기적의 나무'로도 불린다. 당뇨 · 고혈압 · 변비, · 빈혈 · 골다공증과 같은 질병을 다스리고 항암 효

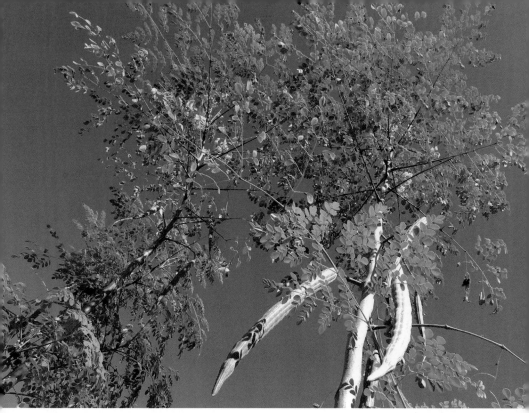

모링가

과도 있다.

모링가 잎 열수 및 에탄올 추출물은 우수한 항당뇨, 항염증, 숙취 해소 효과 및 간세포 보호 효과가 있는 것으로 나타났기에 기능성 소재로서의 활용도가 높다. - 모링가 잎 추출물의 항당뇨, 알코올 대사 및 간 보호 활성, 신라대학교 최영주외 1, 한국식품영양과학회지, 2016. 6. 30

본 발명에 따른 당뇨병 및 당뇨병 합병증을 위한 건강기능식품 및 약학 조성물은 당뇨 질환자의 혈당을 정상 수준으로 관리하고 정상인의 경우 당뇨병을 예방할 수 있는 효과가 있다. - 항산화 및 항당뇨 활성을 갖는 모링가 추출물, 특허공개 제10-2015-0139025호, 건국대학교

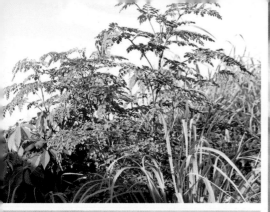
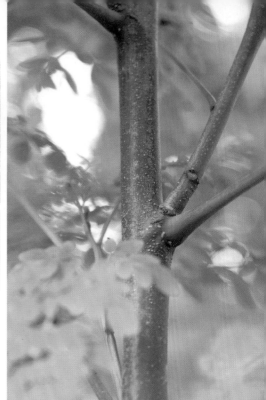
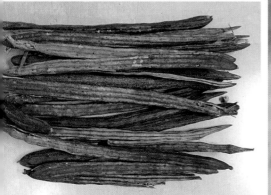

모링가

몸에 좋은 이용법

샐러드 | 잎은 약간 매운맛과 풀맛이 나는데 샐러드를 만들어 먹는다.

모링가차 | 연한 잎을 말려서 차를 끓여 마신다.

열매 요리 | 덜 익은 열매는 튀김, 스프 등 다양한 요리에 활용하는데 약간의 매운맛이 있다. 오크라와 비슷한 상큼한 맛이 있는데 '드럼스틱 (Drum stick)'이라고 부르며 아스파라거스처럼 요리한다. 씨앗은 콩과 비슷한 식감이고 매콤한 맛이 있다.

모링가 뿌리 초절임 | 모링가 뿌리는 다른 뿌리채소처럼 초절임을 해도 좋다.

모링가 비누 | 모링가 뿌리의 분말로 수제 비누를 만들기도 한다.

벌채지에 유난히 단풍이 붉다면

붉나무

학명 *Rhus chinensis* Mill. 과명 옻나무과

특성

키가 7m 정도 자라는 낙엽소교목이다. 옻나무과에 속하지만 같은 과 식물 중에서 독성은 가장 약하다. 붉나무는 산기슭의 척박한 지형에서도 잘 자란다. 잎은 옻나무와 비슷하지만 잎자루 양쪽으로 날개가 있는 것이 특징이다. 꽃은 꿀이 많아서, 벌이나 나비 등 온갖 곤충들이 많이 찾는다. 열매는 10월경 노란빛을 띤 붉은색으로 익는데, 껍질에는 시고 짠맛이 나는 사과산칼슘의 결정이 맺히므로 야생동물들이 좋아한다.

효능

수액은 옻칠처럼 칠기 재료로 이용한다. 벌레 혹을 '오배자(五倍子)'라 부르며 약으로 쓰는데, 독이 없고 맛은 시며 성질은 차다. 해독 · 항균 · 지혈 등의 효능이 있어 위궤양 · 치질 · 혈변 · 구내염 등을 다스리며, 간 기능 보호 및 항산화 작용을 한다. 암세포 전이를 억제하고, 조류인플루엔

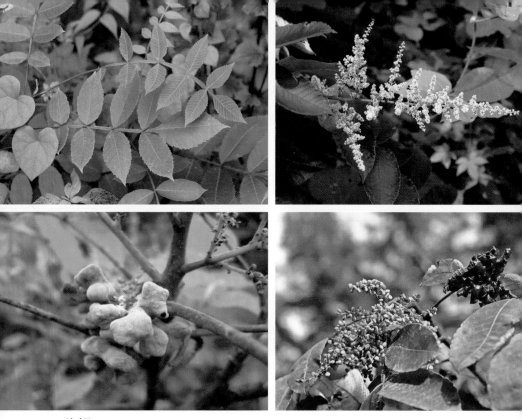

붉나무

자, 감기와 독감, SARS 바이러스 등에 대한 강한 항미생물 작용이 밝혀졌다.

최종당화산물 형성 억제 활성을 이용한 시험관내 실험 평가 시스템으로 49종의 한국 약용식물을 조사하였다. 예덕나무, 붉나무, 모시풀, 붉가시나무와 사스레피나무가 양성대조군 아미노구아니딘보다 더 강한 억제활성(대략 9-37배)을 보였다. – 한국약용식물의 최종당화산물 생성저해활성 검색(Ⅶ), 한국한의학연구원 한의신약연구그루 최소진외 5, 생약학회지. 2012. 12. 31.

붉나무 추출물은 알파-글루코시다제 저해 효과가 우수할 뿐만 아니라, 프로틴 티로신 포스파타제(protein tyrosine phosphatase, PTP1B) 저해 효과와 인슐린 저항성 완화 효과가 우수하여, 당뇨병의 치료 또는 예방 효과가 우

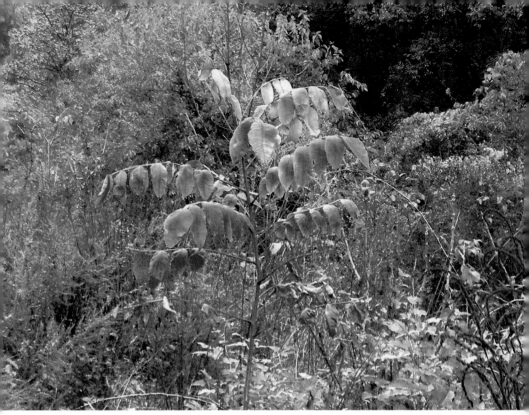

수하다. - 붉나무 추출물을 포함하는 당뇨병 치료 또는 예방용 조성물, 특허공개 제1020100128668호,
목포대학교

몸에 좋은 이용법

붉나무 묵나물 | 연한 잎은 데쳐서 묵나물을 만든다.

붉나무 식혜 | 붉나무 껍질이나 여린 가지로 식혜를 만들어 먹는다.

간수 대용 | 열매의 소금 성분을 녹여서 두부 간수로 이용한다.

붉나무술 | 여린 가지나 껍질을 이용한 누룩을 만들어 술을 빚으면 '천
금주(千金酒)'라는 전통발효주가 된다.

붉나무칠 | 붉나무의 수액은 옻칠처럼 칠기 재료로 이용한다.

천연비누, 연고 | 오배자나 열매 가루로 수제 비누 또는 연고를 만든다.

비타민 C가 매우 풍부한 슈퍼 푸드

비타민나무

학명 *Hippophae rhamnoides* 과명 보리수나무과

특성

'산자(酸刺)나무'로 부르기도 하는 낙엽관목으로, 중국·몽골 등이 원산지이다. 4~5월경 꽃이 피고, 9~10월에 열매가 노랗게 익는다. 열매의 비타민 C 함량은 포도의 265배, 레몬의 6배에 달하며, 나무 전체에 비타민이 풍부하다고 하여 우리나라에서는 '비타민나무'라고 부른다. 인도에서는 열매차를 만들어 마시는데, 약간의 최음 효과가 있는 것으로 알려져 있다. 학명인 '히포파에(Hippophae)는 '말(Hippo)의 모피를 빛나게(phaos) 한다'는 뜻으로, 풍부한 비타민 덕분에 과거 말 가죽의 윤기를 살리고 살을 찌우기 위해 먹었다고 한다.

효능

열매에는 폴리페놀류·토코페롤·카로티노이드·플라보노이드 등이 함유되어 항산화 효과가 뛰어나며, 피부질환·상처·화상·염증 치료에

158

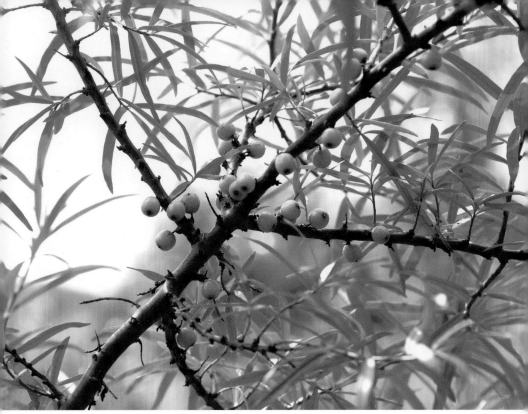

비타민나무

서도 효과를 확인하였다. 잎에는 퀘세틴·갈릭산·탄닌 등의 생리활성 물질이 함유되어 세포독성이나 암 등에 효과적이라는 연구가 있다.

비타민나무의 당뇨병에 관한 특허와 논문

비타민나무 열매 추출물은 글루코오스 내당능, 인슐린 및 공복 혈당 조절 등의 당뇨 개선 효과가 뛰어나므로, 당뇨병 예방 또는 개선을 위한 기능성 천연 소재로 유용하게 사용할 수 있다. - 비타민나무 열매 추출물을 유효성분으로 함유하는 당뇨병 예방 또는 치료용 약학 조성물 및 식품 조성물, 특허공개 제호, 삼성생약 주식회사 농업회사법인

비타민나무 잎 추출물을 유효성분으로 함유함으로써, 당뇨합병증에 의해 유발될 수 있는 질환을 개선, 예방 또는 치료할 수 있다. - 비타민나무 잎 추출물을 유효성분으로 함유하는 당뇨합병증의 개선, 예방 또는 치료용 조성물, 특허공개 제1020220043862

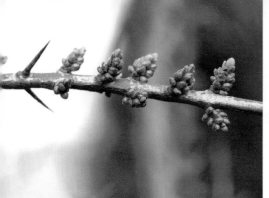
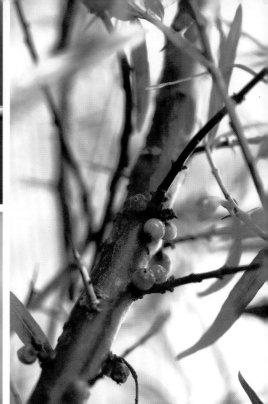
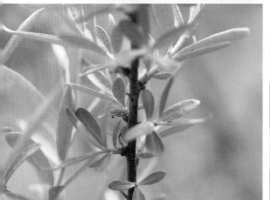

비타민나무

호, 한국식품연구원

몸에 좋은 이용법

비타민나뭇잎차 | 연한 잎으로 차를 끓여 마신다.

비타민나뭇잎밥 | 밥을 지을 때 넣는다.

잎·열매 발효액 | 잎과 열매로 발효액을 만들어서 음료나 각종 요리에 넣는데, 김치를 담글 때 넣기도 한다.

발효주·식초 | 발효주나 발효식초를 만든다.

분말 활용 | 어린 잎을 말려서 가루 내어 칼국수나 떡을 만들 때 넣는다.

소염제로 이용 | 비타민나무 수액을 염증에 바르면 소염 작용을 한다.

비파나무

학명 *Eriobotrya japonica* (Thunb.) Lindl. 과명 장미과

특성

따뜻한 지방에서 잘 자라는 상록수로, 잎 앞면은 짙은 녹색으로 매끈하고, 뒷면엔 작은 털이 있다. 씨로 번식하며, 키가 5~10m 정도로 자란다. 10~12월에 흰색 꽃이 피고, 이듬해 6월에 열매가 노랗게 익는데 당도가 높다. 한국항암본초나 일본 민간의학 등에서는 각종 암 치료에 비파잎 요법으로 효과를 보았다는 기록이 있다. 중국에서는 '대약왕수(大藥王樹)' 즉 약나무 중의 왕으로 대접받으며, 잎·열매·씨앗 모두 상당한 약효가 있는 것으로 알려져 있다.

효능

열매에 다량의 유기산과 과당, 사과산, 카로틴·비타민 A가 들어 있어 소염·항산화작용을 한다. 심장병의 호흡 진정, 변비, 냉증에 효과가 있다. 갈증을 해소하고 기를 내려 주어 위장·폐·간장에 좋고, 폐병에 의

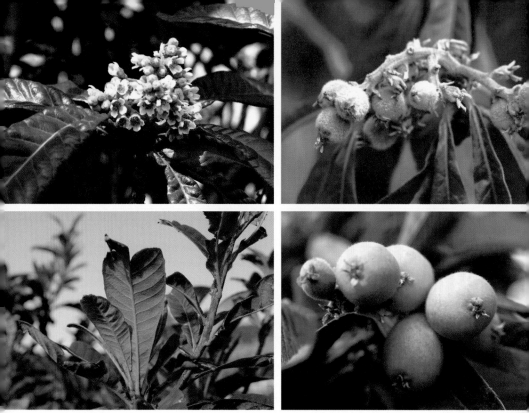

비파나무

한 해수, 토혈, 비혈, 조갈, 구토를 치료하는 데 유용하다.

비파나무의 당뇨병에 관한 특허와 논문

비파의 항당뇨 효과를 명확히 하기 위하여, 2형 당뇨 마우스를 대조군, 비파 잎 추출물 처리군 및 비파 종자 추출물 처리군으로 나누고 실험한 결과, 비파 종자와 잎 추출물은 혈당 조절에 의한 항당뇨 효과를 가지며, 종자 추출물이 잎 추출물보다 혈당 강화 효과가 더 우수하였다. - 비만 마우스에서 비파의 혈당 저하 효과, 주식회사 한국인스팜 외 6, 한국식품영양학회지, 2009. 6. 30.

비파씨 추출물을 유효성분으로 하는 당뇨병 치료 또는 예방용 조성물은 혈당량, 당화 헤모글로빈양 및 인슐린 을 조절할 수 있으므로 당뇨병의 치료 및 예방 효과가 우수할 뿐만 아니라, 천연물질을 유효성분으로 하는 것으로 부작용의 문제가 발생되지 아니하여 당뇨병을 치료 또는 예방하기

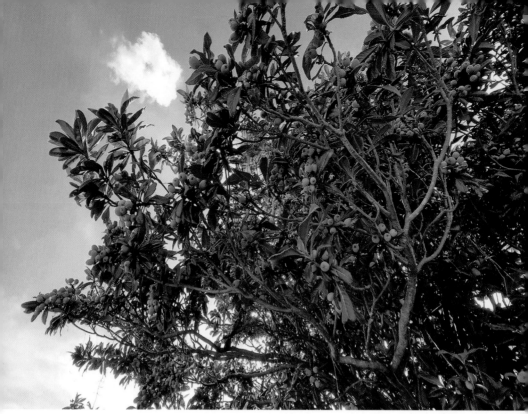

비파나무

위하여 널리 사용할 수 있다. – 비파 추출물을 함유하는 당뇨병 예방 또는 개선용 조성물, 특허
등록 제1001159호, 목포대학교

몸에 좋은 이용법

비파나뭇잎차 | 깨끗이 씻어서 말린 잎차를 마시면 구취가 없어진다.
※ 약간의 독성이 있으므로 사용에 주의해야 한다.
비파나뭇가지차 | 배앓이나 식중독에는 가지로 차를 끓여 마신다.
비파꽃차 | 꽃차는 스트레스를 풀어 주고, 입맛을 돌아오게 한다.
열매 식재료 | 열매는 생으로 먹거나, 청을 만들고 발효주나 식초를 만든다.
관절염 치료제 | 관절염에는 비파 잎을 데워서 환부에 찜질해 주거나
비파잎주로 찜질을 하며, 뿌리를 달여 먹기도 한다.

누에를 기르는 나무

뽕나무

학명 *Morus alba* L. 과명 뽕나무과

특성

누에를 치기 위해 예전부터 많이 재배했던 낙엽교목으로, 잎을 누에에게 먹였다. 유사종에 산뽕나무와 꾸지뽕나무가 있다. 잎은 장아찌나 차로 이용하고, 검붉게 익은 열매는 생으로 먹으며 술이나 잼을 만들어 먹는다. 목재는 가구재로 쓰이는 등 쓰임새가 많은 자원식물이다.

효능

뽕나무를 태운 재는 상회, 뽕나무 뿌리껍질은 상백피, 뽕나무 가지는 상지, 뽕나무 잎은 상엽, 뽕나무 열매는 상심자, 뽕나무 겨우살이는 상기생(桑寄生), 산뽕나무에 달린 목질진흙버섯은 상황버섯으로 칭하는 등, 뽕나무는 거의 모든 부위를 식용 약용하는데, 고혈압·동맥경화·중풍을 비롯, 각기에 의한 부종, 신경통과 관절염 등에 효과가 있고, 자양강장 효과도 있다.

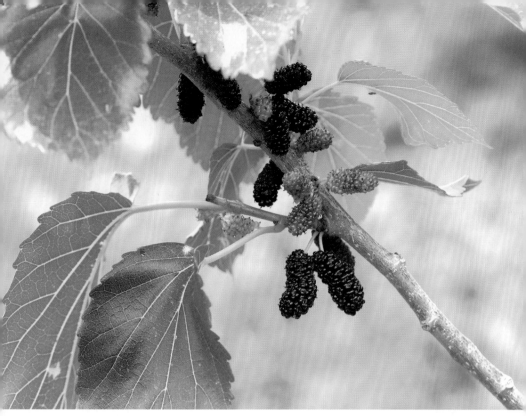

뽕나무

뽕나무 부위별(오디, 상엽, 상지, 상백피) 물 및 에탄올 추출물은 항산화, 항당뇨, 항염증 및 미백 활성 등이 확인되었고, 특히 상엽의 에탄올 추출물에는 물 추출물에 존재하지 않는 항당뇨 및 항고혈압 성분이 존재하였다. - 뽕나무 부위별 생리활성 측정 및 기능성 물질 분석, 대구가톨릭대학교 식품영양학과 최상원외 4, 한국식품영양과학회지, 2015. 6. 30.

본 발명은 고혈압뿐만 아니라 당뇨, 피부노화 억제용 플라보노이드 함유 뽕나무잎 추출물의 제조 방법에 관한 것으로 항고혈압, 항당뇨 및 항노화성 퀘세틴 및 캄페롤유도체의 대량생산과 기능성식품 또는 피부미백 화장품의 이용가능성을 제시하고 있다. - 항고혈압, 항당뇨 및 항노화성 플라보노이드 함유 뽕나무 잎 추출물의 신규한 제조 방법, 특허등록 제1340081호, 대구카톨릭대학교

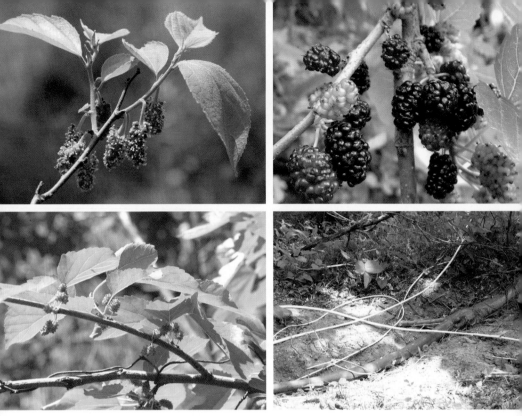

뽕나무

몸에 좋은 이용법

뽕잎 나물 | 봄철 연한 잎을 데쳐서 데쳐서 쌈을 싸 먹거나 묵나물을 만들어 나물볶음이나 밥을 지어 먹는다.

뽕잎차 | 어린순을 데쳐서 말려서 뽕잎차를 만들거나, 가루를 내어 수제비나 칼국수 반죽에 첨가한다.

풋오디 장아찌 | 덜 익은 열매와 잎을 함께 장아찌로 만들면 열매의 아삭한 식감이 보태져서 매우 훌륭한 밑반찬이 된다.

상지차 | 뽕나무 가지[상지(桑枝)]로 차를 만들어 마시면 비만증에 도움이 된다.

누에 | 뽕나무 잎을 먹고 자란 누에도 약으로 쓴다. ※누에에게 꾸지뽕나뭇잎을 먹여 길러서 약용하기도 한다.

각종 간질환에 효험이 있는 푸른 나무

산겨릅나무

학명 *Acer tegmentosum* Maxim, 과명 단풍나무과

특성

'벌나무' 또는 '산청목(山靑木)'이라는 이름으로 잘 알려진 산겨릅나무는 중부 이북의 표고 500m 이상의 깊은 산 계곡 상단부의 음지에 자생한다. 키는 15m까지 자라며, 잎이 넓고, 4~5월에 연한 황록색 꽃을 피운다.

효능

한방에서는 주로 간 질환에 약으로 써 왔다. 『신약(神藥)』(김일훈, 1990)에는 간암, 간경화, 백혈병 등 일체의 간 질환에 효과가 있다고 설명하고 있다. 산겨릅나무의 간에 대한 약성은 오행 원리상 잔가지나 껍질의 녹색에서 유래한다.

산겨릅나무의 당뇨병에 관한 특허와 논문

벌나무 단독 추출물 또는 후박나무 단독 추출물과 비교하여 벌나무 및

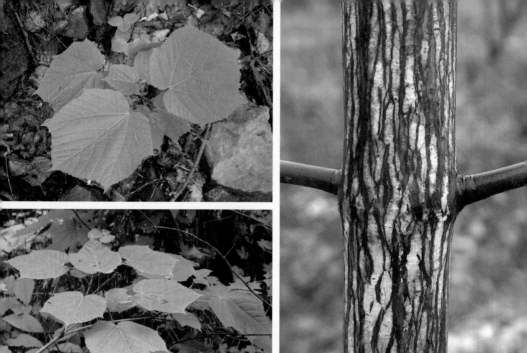

산겨릅나무

후박나무 혼합 추출물이 현저히 상승된 항산화 효능을 갖는 것으로 나타 났으며, 당뇨병 동물모델 마우스에서도 상승된 당뇨병 및 당뇨합병증 치료 효과를 나타내었다. - 벌나무 및 후박나무 추출물을 함유하는 당뇨병 또는 당뇨합병증 예방 및 치료용 조성물, 특허등록 제1808808호, 주식회사 현대바이오랜드

몸에 좋은 이용법

쌈 | 봄철 연하고 부드러운 잎은 생으로 쌈을 싸 먹을 수 있다.

나물 | 연한 잎을 데쳐서 무치거나 볶아 나물로 먹으며, 김치나 장아찌를 담근다.

잎차 | 잎을 말려서 뜨거운 물에 우려내어 차로 마신다.

가루 | 말린 잎을 가루내어 고추장이나 조청 등 각종 음식을 만들 때 넣

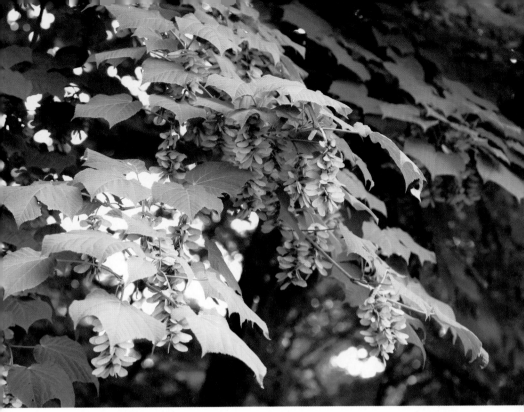
산겨릅나무

어도 된다.

잔가지 · 나무껍질 차 | 잔가지와 나무껍질을 차로 우려내어 마신다.

잔가지 · 나무껍질 발효액 | 잔가지와 나무껍질 발효 추출액으로 숙취 해소 기능이 있는 식초를 만든다.

수액 | 산겨릅나무에서 수액을 추출한다.

느타리버섯 재배 | 산겨릅나무 톱밥으로 느타리버섯을 재배한다.

붉은 알알이

산수유

학명 *Cornus officinalis* Siebold & Zucc. 과명 층층나무과

특성

키는 7m 정도까지 자라며, 3~4월에 노란색 꽃이 피고 가을에 열매가 붉게 익는다. 산수유가 많은 구례군 산동면은 봄이면 온 동네가 노란 산수유꽃, 가을에는 빨간 산수유 열매로 장관이다.

효능

약성은 온화하고 독이 없으며 맛은 시고 달다. 수렴성 강장약으로, 남성의 정수를 풍부하게 하여 정력을 유지하고, 전립선비대증을 예방하고 치료한다. 허리나 무릎이 시리거나 통증이 있는 증상을 개선하는 효능이 있으며, 여성의 월경과다 증상을 조절하는 데 쓰인다.

산수유의 당뇨병에 관한 특허와 논문

본 발명 산수유나무 잎차는 항산화와 항당뇨 기능성이 뛰어나므로 항산

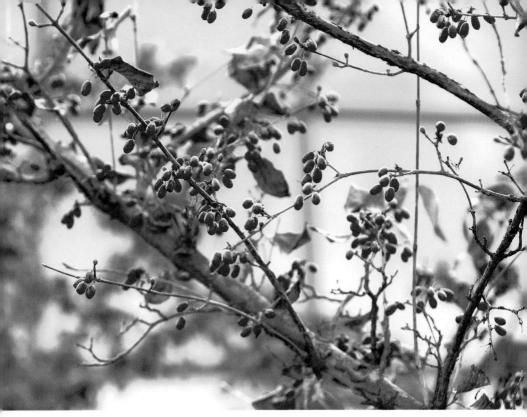

산수유

화 및 항당뇨 기능성 산수유나무 잎차의 제조방법을 제공하는 효과가 있으며, 영양학적, 기능적 및 품질 측면에서 차의 가치를 향상시키고 국민에게 건강증진과 차(tea)의 선택의 폭을 넓혀 줄뿐만 아니라 산수유나무의 잎을 활용함으로써 농가 소득에 기여하고 산수유나무의 이용도를 극대화할 수 있는 뛰어난 효과가 있다. - 항산화 및 항당뇨 기능성을 갖는 산수유나무 잎차 및 그 제조방법, 특허등록 제181486호, 안동대학교

몸에 좋은 이용법

열매 | 상강 이후에 열매를 수확하고, 씨앗을 뺀 육질을 술과 차 및 한약의 재료로 사용한다. 오래 두고 먹어도 부작용이 없고 독특한 향과 약간의 단맛이 있어 차로 끓여 마셔도 좋다.

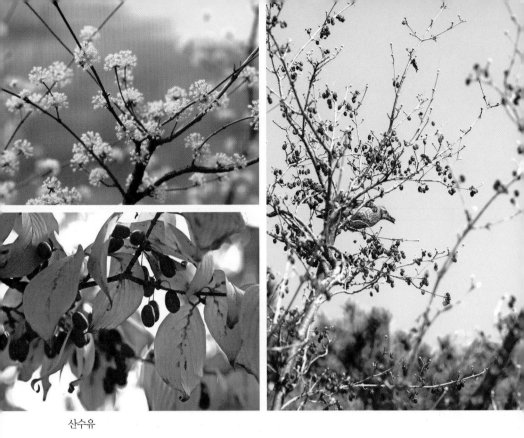

산수유

잎차 | 어린잎은 잎차를 만들어 마신다.

산수유 떡 | 산수유 열매로 떡을 만들어 먹는다.

산수유 막걸리 | 산수유 열매로 막걸리를 담는다.

생강나무

학명 *Lindera obtusiloba* Blume 과명 녹나무과

특성

'동백나무', '산동백나무', '새앙나무'라는 이름으로 불린다. 전국의 양지
바른 산지에서 자라며, 키는 3~6m 정도이고 이른 봄(3월)에 잎보다 노란
꽃이 먼저 핀다. 산수유 꽃과 비슷하다. 열매는 검게 익는다. 연한 잎은
나물로 먹고, 열매로 기름을 짜서 부인들의 머릿기름으로 썼으며, 잎이
나 가지를 꺾으면 생강 냄새가 나서 '생강나무[生薑木]'라고 부르게 되었
는데, 우리나라에 생강이 들어오기 전에는 이 나무의 껍질과 잎을 말려
가루 내어 향료로 썼다고 전해진다.

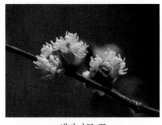

생강나무 꽃

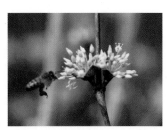

산수유 꽃

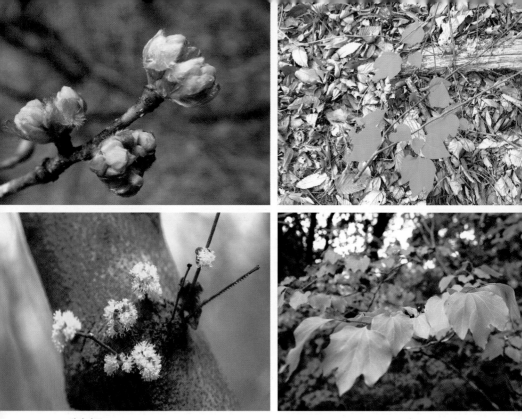

생강나무

효능

나무껍질을 '삼첨풍(三鉆風)'이라는 약재로 쓴다. 타박상의 어혈과 산후에 몸이 붓고 팔다리가 아프거나 수족냉증에도 효과가 있다. 생강나무 추출물은 암 전이를 억제하고, 알레르기성 염증 반응을 억제하며, 혈전 생성을 저해하고 혈행을 개선한다. 열매는 뇌출혈 후에 생긴 실어증을 개선하는 효과가 있다.

생강나무의 당뇨병에 관한 특허와 논문

생강나무 잎 추출물은 식이성 비만 유도 마우스 모델에서 고지방식이에 의한 체중 및 공복혈당의 증가를 억제하며, 내당능 장애를 개선하는 효과가 있었다. 또한 이상지질개선 효능 및 지방간 및 간독성 개선 효과를

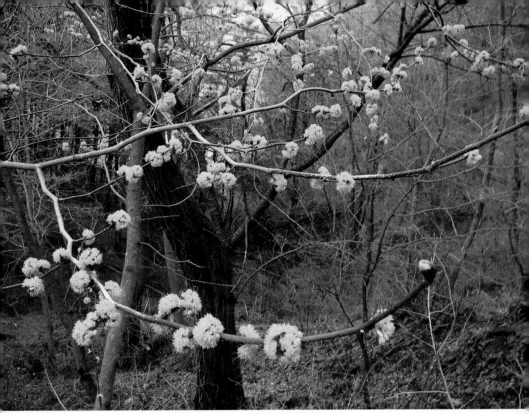

구체적으로 확인하였다. - 생강나무 잎 추출물을 유효성분으로 포함하는 비만 또는 비만 관련

합병증의 예방, 치료, 또는 개선용 조성물, 특허등록 제2232330호, 경북대학교

몸에 좋은 이용법

잎차 | 어린순을 따서 말렸다가 차로 마신다.

나물·부각 | 연한 잎을 나물이나 부각을 만들어 먹는다.

생강나무꽃차 | 꽃을 그늘에서 말려 차를 만든다.

잔가지·나무껍질차 | 나무껍질이나 잔가지를 달인 물을 차로 마신다.

한방약 | 가지와 줄기 껍질을 수시로 채취하여, 삐거나 타박상 통증에 생
것을 짓찧어 바른다. 위통, 오한 감기, 산후풍에 물700ml에 10g을 넣고 달
여 마신다.

바니쉬 트리

옻나무

학명 *Toxicodendron verniciftuum* (Stokes) F.A.Barkley 과명 옻나무과

특성

우리나라 전역에서 재배하는 낙엽교목으로, 중국이 원산지이다. 키는
7~12m 정도로 곧게 자라며, 5월에 녹황색 꽃이 피고 가을에 열매가 노
랗게 익는다. 옻나무는 단맛이 나는 반면, 자생하는 개옻나무는 텁텁하
고 쓴맛이 있다. 우루시올이라는 독성이 있어서 스치기만 해도 심한 알
레르기를 일으키고 습진을 악화시키므로 옻 타는 사람은 먹으면 안 된
다. 참고로, 장수버섯으로도 불리는 아까시흰구멍버섯은 우루시올을 저
감시킨다.

효능

전통적으로 어린 잎과 나무껍질을 식용하거나 약용해 왔고, 어혈 제거,
구충, 위장질환, 여성의 생리불순 등에 이용한다. 최근 특허에는 항암제,
간 보호제, 성호르몬 분비 촉진제, 천연 곤충 기피제, 옻나무 잎 열매에서

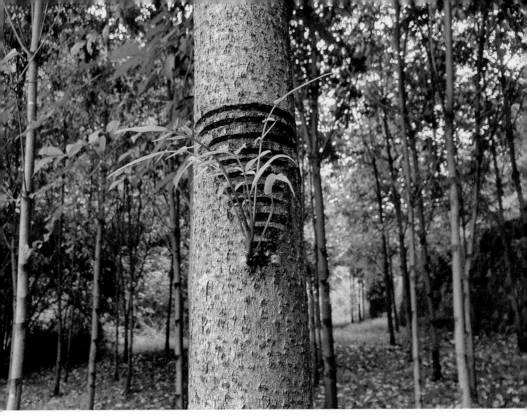

옻 칠 채취 방법, 옻 톱밥 버섯 재배 방법 등이 있다.

옻나무의 당뇨병에 관한 특허와 논문

옻나무 추출물은 당뇨병 합병증의 원인인 소르비톨 축적을 일으키는 알도스 환원효소 억제효과 및 최종당화산물 억제 효과를 나타내며, 당뇨 합병증 예방 및 치료용 조성물로 유용하게 이용될 수 있다. - 옻나무 추출물, 이의 분획물 또는 상기 분획물에서 분리한화합물을 포함하는 당뇨병 합병증 예방 및 치료용 조성물, 특허 등록 제926454호, 한국과학기술연구원

몸에 좋은 이용법

숙회 | 봄철 새순은 숙회로 먹는다. 단맛과 고소한 맛이 난다.

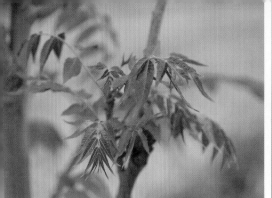

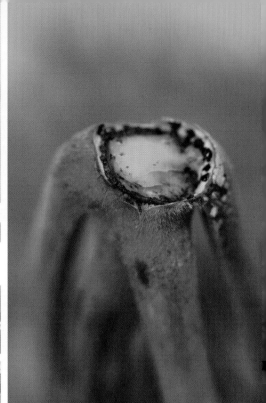

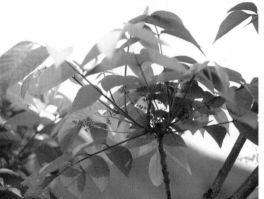

옻나무

백숙 재료 | 여름철 보신용으로 옻나무껍질과 어린 가지를 옻닭, 옻오리 등으로 식용한다.

전통장 재료 | 옻된장, 옻간장 등을 만들기도 한다.

닭 사료 | 옻나무 추출물을 첨가한 닭 사료를 먹인 닭은 기능성이 높은 달걀을 낳는다.

현대인의 입맛을 사로잡는 개두릅

음나무

학명 *Kalopanax septemlobus* (Thunb.) Koidz. 과명 두릅나무과

특성

흔히 '엄나무'라고 부르는 음나무는 우리나라 전역의 산기슭에 자생하는데, 해발 1,000m 이상의 지역에서도 자라는 생명력 강한 나무이다. 키는 25m까지 자라고, 가지에 가시가 많고 잎은 손바닥을 펼친 모양이다. 유사종으로 잎 뒷면에 털이 있는 '털음나무'가 있다. 이른 봄에 나는 새순을 산나물로 이용하는데, 두릅에 비하여 쓴맛이 있어 '개두릅'이라고도 한다. 봄철 연한 새순의 독특한 맛과 향에 맛을 들이면 두릅보다 더 많이 찾게 된다.

효능

새순은 베타카로틴·비타민 B_2 등이 풍부하여 현대인에게 부족하기 쉬운 무기질과 비타민을 보충해 주는 건강식품이다. 속껍질을 '해동피(海桐皮)'라는 한약재로 쓰는데, 사포닌·베터타라닌 등이 다량 함유되어 관절

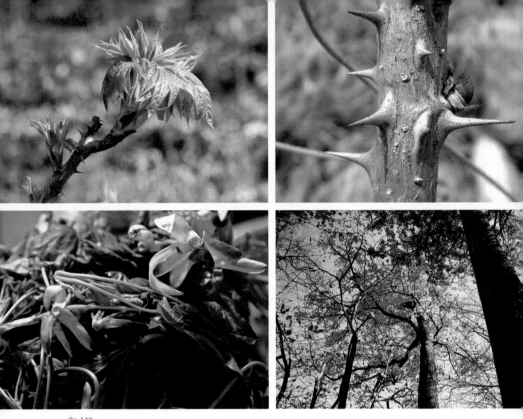

음나무

염 등 각종 염증성 질환과 신장병 치료 및 간기능 개선 작용이 있다.

음나무의 당뇨병에 관한 특허와 논문

담자균류 균사로 발효하거나 추가로 효소 처리를 통해 생물 전환된 음나무 발효물은 발효되지 않은 음나무 원물에 비하여 대사질환 지표들의 완화 효과가 더욱 현저하므로, 의학 분야에서 고지방식이에 발생 또는 악화되는 비만, 당뇨병, 고지혈증, 지방간, 고혈압, 동맥경화증 등의 복합적인 대사질환의 치료에 이용될 것으로 기대된다. - 음나무발효물을 유효성분으로 포함하는 대사질환 치료용 약학조성물, 특허등록 제2231383호, 주식회사 에스티알바이오텍

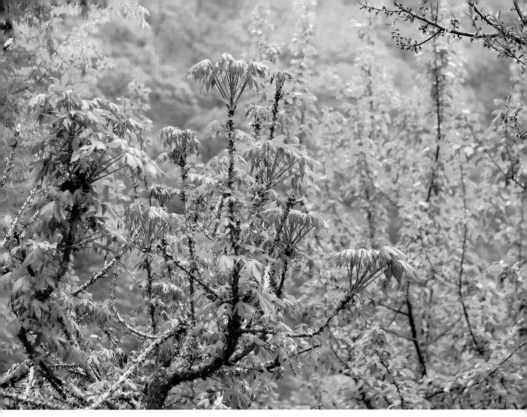

음나무

몸에 좋은 이용법

숙회 | 봄철 어린순을 살짝 데쳐서 숙회로 먹는다. 초고추장에 찍어 먹으면 독특한 맛과 향에 반해 두릅보다 더 많이 찾게 된다.

절임 음식 | 어린순으로 장아찌나 김치를 담는다.

장떡 | 어린순으로 장떡을 만들어 먹는다.

부각 | 어린순으로 양념이 된 찹쌀가루를 발라 말려서 자반을 만들거나, 튀김가루를 묻혀서 부각을 만든다.

향신료 | 말려서 가루를 만들어 음식 향신료로 이용한다.

만두 | 음나무 새순을 이용한 채소 만두는 특이한 풍미가 있다.

백숙 재료 | 닭이나 오리로 백숙을 만들 때 음나무 껍질과 어린 가지를 넣고 끓인다.

중국에서 사스, 코로나 치료제로 쓰는

인동덩굴

학명 *Lonicera japonica* Thunb. 과명 인동과

특성

우리나라 전역의 산과 들에서 흔히 자라는 덩굴성 나무이다. 6~7월에 꽃이 흰색으로 피었다가 점차 노란색으로 변한다. 흰색과 노란색 꽃을 함께 볼 수 있기 때문에 '금은화(金銀花)'라고 한다. 인동덩굴의 옛 이름인 '겨우살이넌출'은 '겨울을 살아서 넘어가는 덩굴'이란 뜻으로, 인동덩굴의 생태적 특성을 잘 나타낸다.

효능

금은화은 맛이 달고 차며 순한 약초로, 차를 만들어 마시면 향이 좋고 유행성 감기도 예방한다. 중국에서는 전염성 질환인 사스(SARS) 치료약으로 알려지면서 주목을 받았고, 북한당국은 코로나19 발열 환자에게 금은화 복용을 권하고 있다. 관절염·기관지염 등에도 사용하는데 염증을 억제하는 효능은 약리적인 실험에서 확인되었다.

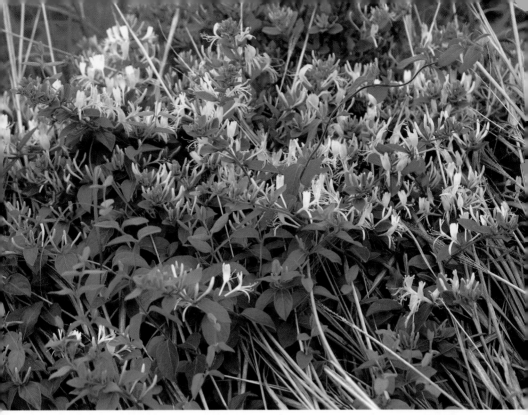

인동덩굴

인동덩굴의 당뇨병에 관한 특허와 논문

인동초 섭취로 당뇨에 항산화 효소 활성도가 정상 수준으로 저하되고, 저밀도 콜레스테롤의 비율 저하로 심혈관계와 관련되는 당뇨합병증의 억제 가능성을 제시한 내용이다. – 당뇨 유발쥐에서 인동초의 섭취가 혈청지질과 혈당 및 항산화 효소계에 미치는 영향, 목포대학교 식품영양학과 방미애 외 2, 한국식생활문화학회지, 2002. 10. 31.

금은화 추출물과 대표적인 항당뇨병제인 Metformin의 병용투여를 통한 항당뇨 효과 증진 및 Metformin에 의해 유발되는 부작용의 감소를 확인하고, 지방축적 억제를 통한 비만 치료 효과도 확인하였다. – 금은화 추출물을 포함하는 항당뇨 및 항비만 효과 증진용 조성물, 특허공개 제1020160011570호, 동국대학교

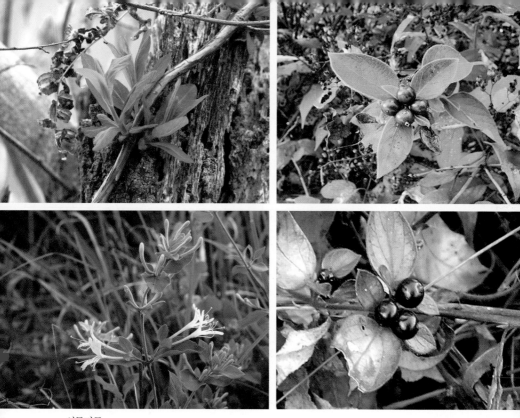

인동덩굴

몸에 좋은 이용법

꽃차 | 꽃을 잘 말려 꽃차로 마신다. 꽃 추출물은 성장호르몬 유발 효과가 있다.

덩굴차 | 인동덩굴을 말려서 차로 마시면 감기에 좋다.

발효 식품 | 잎, 꽃, 덩굴로 발효액으로 만들어 음료로 이용하거나 발효주, 발효 식초를 만들기도 한다.

※ 성질이 차므로 몸이 차거나 설사를 하는 사람은 주의해야 한다.

효과 뛰어난 항산화제 녹차

차나무

학명 *Camellia sinensis* (L.) Kuntze 과명 차나무과

특성

사계절 내내 푸른 차나무는 키가 2~3m인 소엽종과, 15m에 이르는 대엽종이 있다. 9~10월에 흰색의 꽃이 핀다. 원산지는 인도, 중국 서남부지방으로 알려져 있고 우리나라는 1,200년 전 당나라에서 차 씨를 가져와 지리산에 심었다는 『삼국사기』의 기록이 있다. 잎을 차로 마시는 그린푸드의 상징이기도 하다. 차의 종류는 발효 여부에 따라 녹차·오룡차·홍차 등으로 구분한다.

효능

맛은 쓰고 떫으며 성질은 서늘하고 독이 없다. 주요 성분인 폴리페놀성 화합물인 카테킨(catechin)은 혈중 콜레스테롤 감소, 항균 작용, 혈압 상승 억제, 혈당 억제, 항산화 작용, 항암 작용, 항알레르기성 등의 다양하고 유익한 생리학적 및 약리학적 활성을 가지는 것으로 알려져 있다.

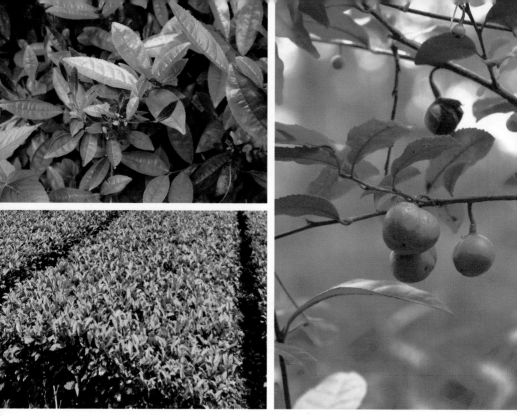

차나무

제2형 당뇨질환모델인 KK-Ay를 이용하여 녹차와 발효녹차의 항당뇨 활성을 측정한 결과, 발효녹차는 비발효녹차에 비해 높은 항당뇨 활성이 있으므로 발효녹차는 항당뇨 관련 건강기능식품으로의 상업적 이용 가능성이 높다. - 제2형 당뇨 모델 KK-Ay 마우스에 대한 발효 녹차의 항당뇨 효과, 한국식품연구원 이소영 외 4, 한국식품과학회지, 2013. 8. 31

녹차의 주요 성분인 카테킨이 신조직의 기능을 개선시켜 신부전증을 예방하는데 뛰어난 효과가 있고, 심장조직에서 자유 라디칼의 생성계를 억제시키며 항산화 방어효소의 활성을 증가시킴으로써 산화적 손상과 노화를 완화시킨다. - 녹차 카테킨을 유효성분으로 하는 당뇨병성 신부전증 예방 및 치료용 조성물, 특허등록 제539575호, 학교법인 선목학원

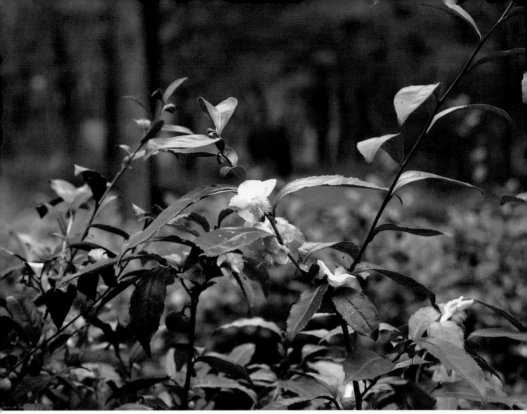

차나무

몸에 좋은 이용법

차나무는 심은 지 3년이 되면 잎을 딸 수 있다. 청명 전후 갓 돋아난 어린 잎이 제일 좋다. 24절기 청명 전의 것은 '명전(明前)'이라 하고 곡우 전에 딴 것은 '우전(雨前)'이라 한다.

녹차 | 일반적으로 잎을 물에 우려 맑은 차로 마신다. 잎을 가루내어 마시는 말차의 경우에는 불용성·지용성 성분도 섭취할 수 있다. 불면증이 있는 사람은 많이 복용하지 않는 것이 좋다.

녹차 떡 수제비 | 연한 잎을 가루 내어 떡이나 수제비 반죽에 섞는다.

녹차밥 | 밥을 지을 때 녹차 가루를 넣는다.

※ 녹차 가루와 뽕잎 가루를 섞어 쓰면 항당뇨 효과가 증대된다.

청미래덩굴

학명 *Smilax china* L. 과명 백합과

특성

낙엽이 지는 덩굴 나무로, 분포지가 황해도 해안가 이남으로 알려져 있다. 강원특별자치도 북부에도 일부 분포하며, 대부분은 전라남북도와 경상남북도에 분포한다. 1997년에 산림청에서 선정한 희귀 및 멸종 위기 식물, 환경부 선정 보호야생동식물로 지정되었다. 줄기는 2m 내외로 자라고 가시가 있다. 꽃은 4~5월에 황록색으로 피며 열매가 붉게 익는다. 잎은 원형 또는 넓은 타원형으로 두껍고 광택이 있다. 어린순은 나물로 먹고, 잎은 떡을 싸는 데 쓴다. 경남 의령의 망개떡이 유명하다.

효능

뿌리를 '토복령(土茯笭)'이라 하여, 위암 · 식도암 · 직장암 · 식욕부진 등 소화기 질환에 민간요법으로 사용해 왔다. 중금속 배출 효능이 있고, 체력 증강에 도움이 되며, 이뇨 작용을 하고, 통풍 · 류마티즘 등에 효과가

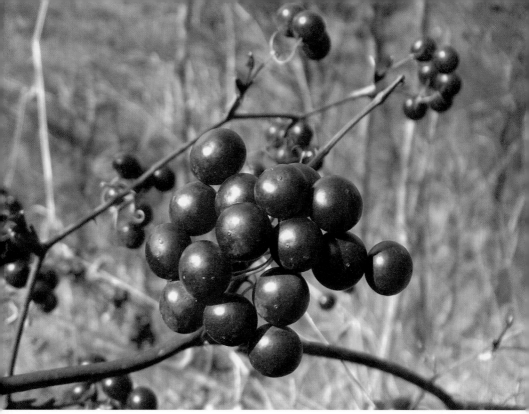

청미래덩굴

있다. 청미래덩굴의 잎에는 항균력과 항산화력이 있어 활용 가치가 충분하다.

청미래덩굴 잎과 뿌리의 물추출물을 이용하여 총 폴리페놀과 플라보노이드의 함량을 측정한 결과, 잎 추출물에서 더 많이 함유하고 있으며, 잎 추출물의 항산화능, 알파 클루코시다아제 활성 억제능 및 항염증 효능을 확인하였다. - 청미래덩굴 잎 및 뿌리 추출물의 항산화, 알파 클루코시다아제 억제 및 항염증 활성비교, 강원대학교 생명건강공학과 김경곤 외 4

토복령 및 올리브 추출물은 체중 및 내장지방을 감소시키고, 혈중 지질 농도를 감소시키며, 혈중 간기능 지표를 개선시키고, 혈당을 감소시킴으로써 비만, 당뇨, 이상지질혈증 및 지방간 등의 대사질환의 예방 또는 치

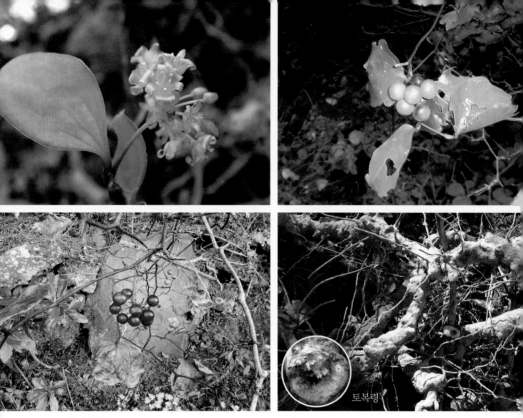

청미래덩굴

료를 위한 의약품 또는 기능성 식품으로 유용하다. - 토복령 추출물과 올리브 추출

물을 포함하는 비만, 당뇨, 고지혈증 또는 지방간의 예방 및 치료용 조성물, 특허공개 제10-2017-0110923

호, 연세대학교

몸에 좋은 이용법

산나물 | 봄철 어린순을 나물무침 등으로 식용한다.

차 | 잎이나 뿌리로 차를 만들어 마신다. ※ 차로 마실 때는 양을 적게

한다.

밥 | 뿌리는 잘게 썰어서 물에 담가 쓴맛을 없앤 뒤, 밥이나 떡에 섞어서

먹는다. 많이 먹으면 변비가 생길 수 있다.

만수산 드렁칡이 얽혀진들

칡

학명 *Pueraria lobata* (Willd.) Ohwi 과명 콩과

특성

산기슭 양지쪽, 햇볕을 잘 받는 곳이면 어느 곳에서나 자라는 덩굴 나무로, 길게 자라는 줄기는 흑갈색으로, 갈색 또는 백색의 퍼진 털과 구부러진 털이 있으며, 겨울에 끝부분이 말라 죽는다. 아랫부분은 목질화해서 가지가 잘 갈라진다. 오래된 것은 줄기의 직경이 10㎝나 되는 것도 있으며 지면이나 다른 나무를 대개 오른쪽으로 감아 올라간다. 8월에 자주색 꽃이 핀다.

효능

옛날부터 쓰임새가 많아 뿌리, 줄기, 잎, 꽃 모두 요긴하게 쓰였다. 연한 새순은 갈용(葛龍), 꽃은 갈화(葛花), 씨앗은 갈곡(葛穀), 뿌리는 갈근(葛根)이라 하며, 건강식품이나 구황작물로 이용해 왔다. 칡덩굴 껍질로 짠 직물은 갈포(葛布)라 한다. 칡뿌리는 흉년에 부족한 전분을 공급하는 대용식

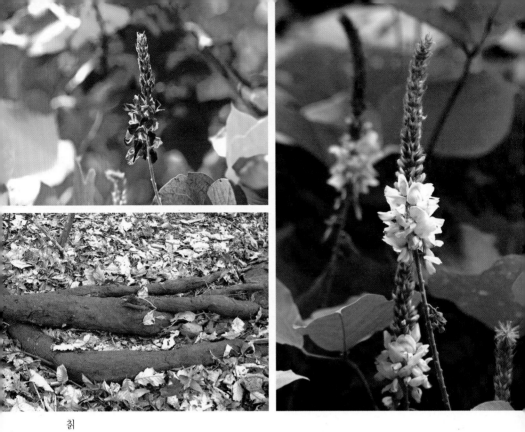

칡

이었으며, 갈근탕을 비롯한 여러 탕제(湯劑)에 쓰였다.

칡의 당뇨병에 관한 특허와 논문

갈근, 둥굴레 줄기, 오디의 엑기스를 주성분으로 해서 배합한 항당뇨 조성물에 관한 것으로 갈근 엑기스, 둥굴레 줄기 엑기스, 오디 엑기스를 주성분으로 한다. 갈근 엑기스는 18~22중량%, 둥굴레 줄기 엑기스는 13~17중량%, 오디 엑기스는 13~17중량% 함유하는 것을 특징으로 한다. - 갈근, 둥굴레 줄기 및 오디의 엑기스를 주성분으로 하는 항당뇨 조성물, 특허등록 제1387695호, 주식회사 파낙스코리아

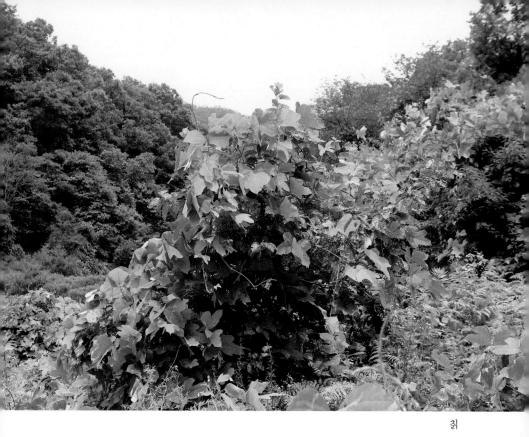

칡

몸에 좋은 이용법

칡꽃차 | 칡꽃을 말려 차로 우려내어 마시면 술독 푸는 데 좋다.

씨앗차 | 씨앗(갈곡)을 차로 우려서 마시면 술독이 풀린다.

갈근차 | 간 질환이나 고혈압에는 뿌리 말린 것을 물에 끓여서 마신다.

떡, 묵 | 뿌리는 가루 내어 전분을 추출하여 떡이나 묵을 쑨다.

※ 뿌리는 겨울에, 새순은 봄에, 꽃은 여름에, 씨앗은 가을에 채취하여 햇볕에 말려서 쓴다.

가지마다 빈틈이 보이지 않도록 빽빽한 가시

탱자나무

학명 *Poncirus trifoliata* (L.) Raf. 과명 운향과

특성

경기도 이남 지역에서 주로 자라는 낙엽관목으로, 키는 3~5미터 정도로 자라고 꽃은 5월에 흰색으로 핀다. 열매는 둥글고 노란색으로 익는데, 특유의 향기를 지니고 있다. 신맛이 매우 강하여 귤이나 오렌지처럼 직접 먹기에는 부적합하다. 나무를 집 둘레에 심어 생울타리로 이용하고 귤나무의 대목(臺木)으로도 쓴다. 중국이 원산지이다.

효능

열매를 '지실(枳實)'이라고 하는데, 오장의 기능을 원활하게 하고 기운을 북돋우며 몸을 가볍게 하는 작용을 한다. 특히 소화기의 기능을 원활하게 해 주므로 한방에서 소화불량, 흉통, 복통 및 염증을 다스리는 데 이용한다. 항균 및 항인플루엔자 바이러스 효과가 있어서 독감에 효과가 있다.

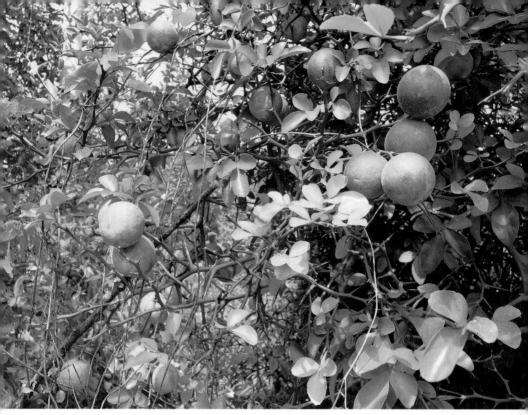

탱자나무

탱자나무의 당뇨병에 관한 특허와 논문

탱자 발효물은 인슐린 저항성을 개선하고, 혈당을 감소시키는 활성이 있으므로 당뇨병 및 당뇨성 합병증의 예방 및 치료를 위한 약학조성물 및 건강기능식품으로 유용하게 사용할 수 있다. 또한, 천연물의 사용으로 약물에 대한 독성 및 부작용도 없어 장기간 복용 시에도 안심하고 사용할 수 있으며, 체내에 대해 안정한 효과가 있다. - 당뇨병 개선 효과능이 있는 탱자 발효 조성물, 특허등록 제1626642호, 동아대학교

탱자 껍질 분말을 함유함으로써 알파 글루코시다아제를 저해시켜 현저한 혈당감소효과를 가질 뿐만 아니라, 체중, 공복 혈당 및 당화혈색소를 감소시킴으로써 당뇨병의 예방과 치료 및 비만 개선에 유용하게 이용할 수 있다. - 탱자 껍질 분말을 함유하는 당뇨병 및 비만 치료용 조성물, 특허공개 제1020090120738호.

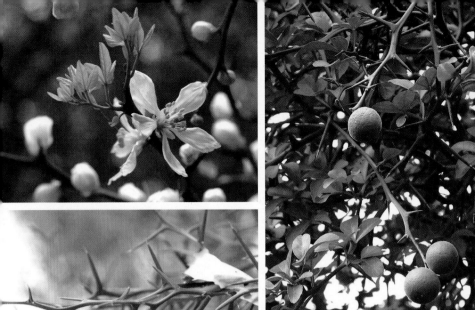

탱자나무

몸에 좋은 이용법

탱자껍질차 | 껍질을 잘게 썰어서 그늘에 말려 차로 이용한다.

술 | 열매로 술을 담근다.

한방약 | 껍질 또는 열매 전체를 밀기울과 함께 볶아서 쓰기도 한다.

※ 기를 잘 통하게 하는 효능은 덜 익은 열매가 더 강하다.

목욕재 | 껍질 을 아토피 등의 피부질환에 목욕제로 이용한다.

못생긴 열매에서 나는 은은한 향기와 달콤한 맛

헛개나무

학명 *Hovenia dulcis* Thunb. 과명 갈매나무과

특성

중부 이남의 산중턱 숲속에 자라며, 키는 10m 정도이다. 6~7월경 흰색
의 꽃이 피고, 열매는 갈색으로 익는데 '지구자(枳子)'라 하여 식용, 약용
한다. 지구자나무 · 호리깨나무 · 호깨나무 등으로 불린다.

효능

헛개나무 열매는 알코올 분해효소와 아세트알데히드의 분해 활성을 증
진시켜 음주 후 나타나는 두통 · 어지럼증 · 구취 · 구갈 등의 숙취 증상
을 해소하는 기능이 있다. 또 간 기능을 높이고 간에 쌓인 독을 풀어 주
어, 술독이나 공해독으로 인한 각종 간장 질환에 효능이 뛰어나다.

헛개나무의 당뇨병에 관한 특허와 논문

지구자 추출물은 스트렙토조토신(STZ)로 유발된 손상으로부터 β-세포의

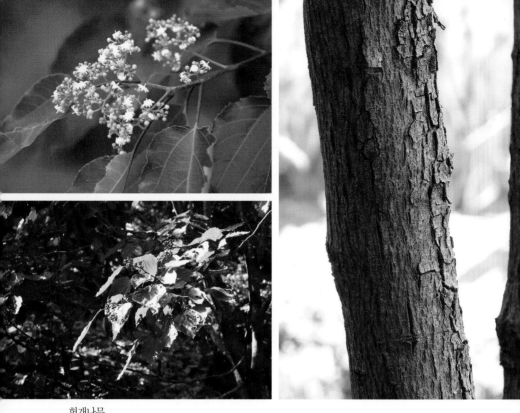

헛개나무

회복 또는 재생과 췌장세포의 인슐린유사성장인자(IGF : insulin-like growth
factor)발현에 관여하는 것으로 조사되었다. - 지구자 추출물이 고혈당 생쥐에 미치는

영향, 동신대학교 한의과대학 김정상외 2, 한국식품영양과학회지, 2005. 6. 30.

헛개나무 잎의 저급알콜 불용성 추출물을 유효성분으로 하고 식품학적
으로 허용되는 첨가제를 포함하는 건강보조 식품은 당뇨병의 예방 및 치
료에 매우 유용하다. - 헛개나무의 저급 알콜 불용성 추출 분획 또는 그로부터분리된 다당체 물

질을 함유하는 당뇨 치료용 조성물, 특허등록 제417287호, 주식회사 생명의 나무

몸에 좋은 이용법

쌈 | 연한 생잎으로 고기 먹을 때 쌈을 싸 먹는다.
장아찌 | 연한 잎으로 장아찌도 담근다.

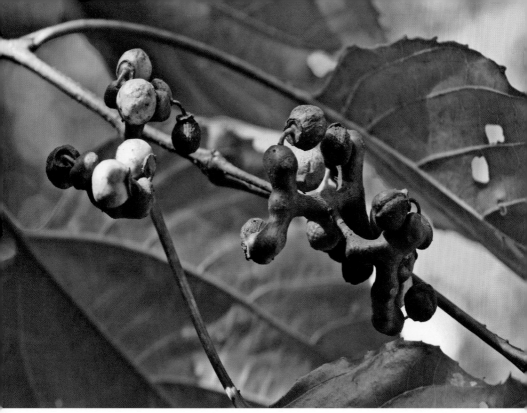

잎차 | 연한 잎으로 차을 우려내어 마신다.

열매즙 | 열매 생것을 간식 대용으로 먹거나 즙을 내어 복용한다.

열매차 · 식혜 · 술 | 열매로 차나 식혜, 술, 환을 만든다.

나무껍질 · 뿌리 식재료 | 나무껍질과 뿌리도 약으로 쓰며, 육류 요리를 할 때 재료로 쓴다.

수액 | 민간에서는 나무수액을 채취하여 액취증(겨드랑이 냄새)에 바른다.

※ 헛개나무의 줄기, 껍질, 잎, 열매는 독성이 없다. 나무의 심재 부분은 이용하지 않는다.

귀신에 홀리고 가위 눌리는 것을 낫게 하는

화살나무

학명 *Euonymus alatus* (Thunb.) Siebold 과명 노박덩굴과

특성

회색 또는 회갈색 가지에 화살 모양의 코르크질 날개가 2~4줄 있다. 키는 3m 정도로 자라고, 4~5월에 황록색의 꽃이 피며, 열매가 붉게 익는다. 추위에 잘 견디고 단풍이 아름다워서 관상수로 심는다.

〈 유사종 〉

▶회잎나무(for. *ciliatodentatus* Hiyama) : 가지에 날개가 없다.

▶당회잎나무(for. *apterus* Rehder) : 가지에 날개가 없고 잎 뒷면에 털이 있는 것.

▶털화살나무(for. *pilosus* Ohwi) : 잎 뒷면에 털이 있다.

▶삼방회잎나무(var. *uncinata* Nakai) : 잎 뒷면 맥 위에 돌기가 있고 열매가 크며 끝이 뾰족하고 갈고리가 있다.

▶참빗살나무(E. *hamiltonianus*) : 수고 8m, 날개 없음. 열매가 4개로 갈라짐.

▶참회나무(E. *oxyphyllus*) : 수고 5~6m, 날개 없음. 열매가 5개로 갈라짐.

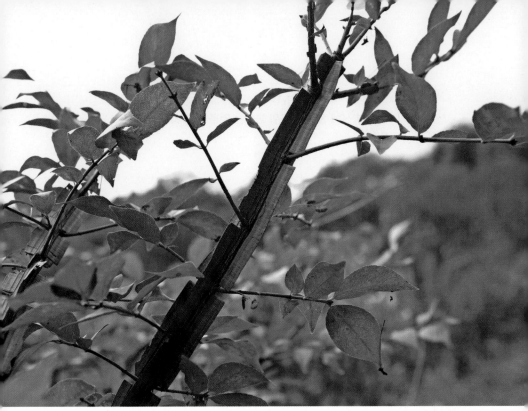

화살나무

효능

가지의 날개를 '귀전우(鬼剪羽)'라고 한다. 한방에서는 지혈 · 어혈 · 통경에 사용한다. 민간에서는 손에 가시가 박혔을 때 화살나무 날개를 태운 재를 이용했다.

화살나무의 당뇨병에 관한 특허와 논문

화살나무 추출물은 내당능시험 및 스트렙토조토신 유발 당뇨 쥐에서 항당뇨 활성을 보이고, 혈당 및 뇨당을 유의하게 감소시키므로, 당뇨병 관련 질환의 예방 및 치료에 유용한 의약품 및 건강기능식품을 제공할 수 있다. - 화살나무 추출물을 함유한 당뇨 예방 및 치료용 조성물, 특허공개 제1020040080641호, 주식회사 한국토종약초연구소

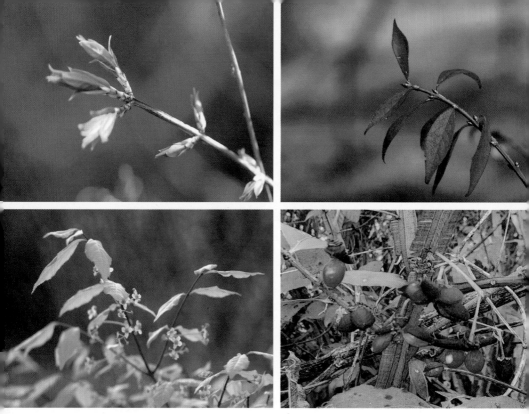

화살나무

몸에 좋은 이용법

산나물 | 봄철 연한 잎을 데쳐서 나물로 무쳐 먹거나 된장국을 끓여 먹는다.

화살나무 줄기차 | 날개가 있는 줄기를 말려서 차로 끓여 먹는다.

※성질이 차므로 임산부나 설사를 자주 하는 사람에겐 좋지 않다.

만병을 치료하는 인삼나무

황칠나무

학명 *Dendropanax trifidus* (Thunb.) Makino ex H,Hara 과명 두릅나무과

특성

황칠나무[黃漆]의 영어 이름은 'Korean dendropanax'로 '한국의 나무인 삼'이라는 뜻이다. 상록교목으로 키는 15m 정도까지 자라며, 어린 가지는 녹색이고 광택이 있다. 잎 모양은 삼지창 형태가 기본이지만 타원형 잎도 함께 있는 것이 자주 보인다. 황칠나무는 수령이 6년 이상 되어야 열매를 맺는다. 꽃은 6월경에 피고, 열매는 가을에 검붉게 익는다.

효능

수피에서 추출되는 수액인 황칠은 옻칠 대신 사용되는데, 초기에는 맑은 색이지만 산화하면서 황색이 강해진다. 안식향을 품고 있어서 왕실 가구용 도료로 진상되었다고 하며, 약리 작용도 다양하다. 거풍습 및 활혈 효능이 있어서 혈행 개선, 항산화, 간 기능 개선, 면역력 증진 등의 효과를 낸다. 또한 황칠 추출물은 혈액 내의 총 콜레스테롤 · 트리글리세리드 ·

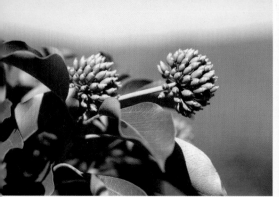
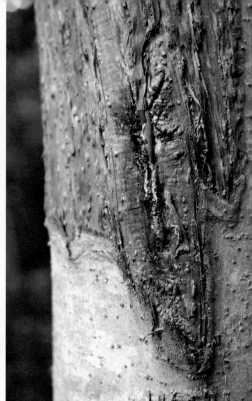
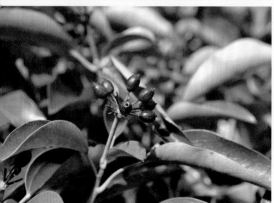

황칠나무

저밀도콜레스테롤(LDL) 수치를 감소시키는 반면, 고밀도콜레스테롤(HDL) 수치는 증가시키는 등 혈액을 맑게 하는 효능이 있다.

황칠나무의 당뇨병에 관한 특허와 논문

황칠나무로부터 분리한 덴드로파녹사이드(Dendropanoxide, DP)를 유효성분으로 포함하는 당뇨병 예방 또는 치료용 약학적 조성물은 간독성이 없으면서도 혈중의 포도당 및 인슐린의 수치를 낮추어 과혈당 증상을 완화시키고, 요소, 요산, 크레아틴 등의 농도를 낮추어 신장기능 저하를 억제하여 당뇨병의 효과적인 예방 및 치료 효능이 있다. 따라서 상기 조성물을 이용하여 당뇨병의 예방 및 치료를 위한 의약품 및 당뇨병의 예방 및 개선을 위한 건강기능식품에 사용할 수 있다. - 황칠나무로부터 분리한 덴드로파녹사이드를 유효성분으로 포함하는 당뇨병 예방 또는 치료용 조성물(특허등록 제1406138호, 동아대학교

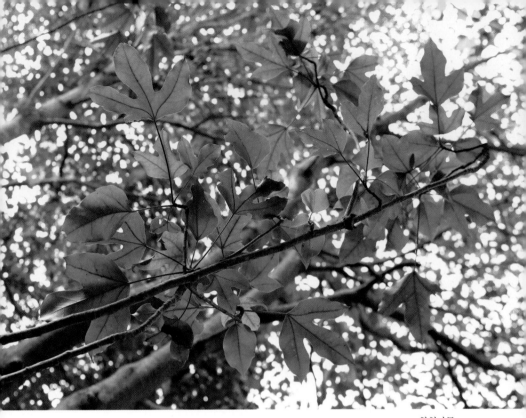

황칠나무

황칠나무 잎 추출물의 에틸아세테이트 분획물은 당뇨에 의해 유발된 알츠하이머성 치매 등의 퇴행성 뇌신경 질환의 예방 또는 치료에 유용하게 사용될 수 있고, 당뇨에 의해 저하된 기억력, 학습 능력 및 인지기능을 개선 및 증진시키는 건강기능식품 조성물로 이용될 수 있다. - 황칠나무 잎 추출물의 분획물을 유효성분으로 함유하는 당뇨에 의해 저하된 인지기능 또는 기억능력 개선용 조성물 (특허등록 제181566호, 경상국립대학교

몸에 좋은 이용법

차 | 잎, 줄기, 열매, 뿌리까지 전초를 차로 달여서 먹는다. ※밥을 지을 때 넣어도 되고, 삼계탕, 물회도 만든다.
식재료 | 어린잎이나 잔가지로 발효액을 만들어 각종 요리에 첨가한다.

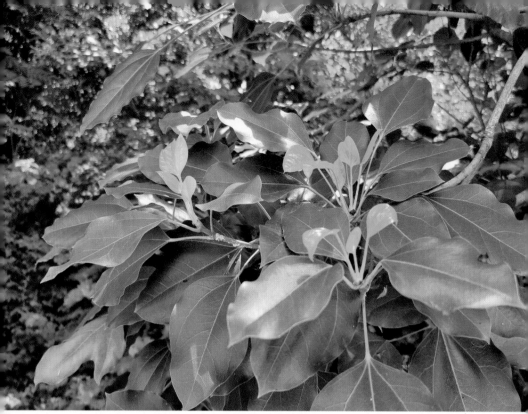

황칠나무

백숙 재료 | 옻이나 엄나무처럼 백숙의 재료로 이용한다.

※ 액상 또는 과립차를 만들고, 황칠 음료, 발효주, 항비만 발효식초, 간장, 된장, 김치, 식품 첨가제, 전복 장조림, 갈비탕, 닭강정, 국수 등 다양한 식품 제조에 이용되고 있다.

PART 3

당뇨에 좋은 버섯 19가지

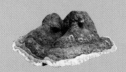

나무에 구름처럼

구름버섯

학명 *Coriolus versicolor* 과명 구멍장이버섯과

특성

봄부터 가을에 걸쳐 참나무류의 썩은 줄기나 가지 위에서 수십 또는 수백 개가 겹쳐서 군생하는 1년생버섯이다. 비교적 흔하지만 좋은 버섯이다. 구름을 닮았다고 하여 '운지(雲芝)'라고 한다. 질겨서 식용하지 않으나, 약리실험을 통하여 항암 작용이 있음이 밝혀졌다.

효능

위암 · 식도암 · 간암 · 폐암 및 유방암 등 고형암에 효과가 있고, 독성이나 부작용은 거의 없다. 항암제나 방사선 치료로 떨어진 면역 기능을 회복시키는 작용을 한다. 미국에서는 코로나바이러스 부스트 샷 대신에 이 버섯으로 대체하려는 실험이 진행되고 있다. 만성기관지염 · 위궤양 · 관절염 · 고혈압 등에도 효과가 있다.

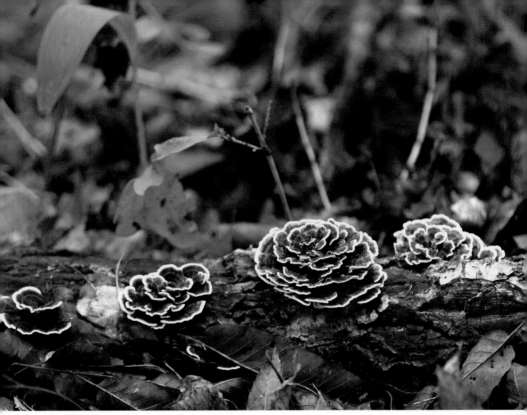

구름버섯의 당뇨병에 관한 특허와 논문

운지버섯 유래의 다당체는 당뇨쥐에서 포도당의 레벨을 감소시키며, 혈장의 총 콜레스테롤과 트리글라이세라이드 함량을 낮추고, 혈장의 알라닌 트랜스아미나제와 아스파레이트 트랜스아미나아제 활성을 감소시키는 효과가 있기 때문에 우수한 당뇨병 치료용 조성물이다. - 혈당강하 효과를 갖는 운지버섯 유래 다당체 및 그 제조방법, 특허등록 제852479호, 대구대학교

몸에 좋은 이용법

구름버섯차 | 물 1L에 버섯 10~20개 정도 넣어 보리차처럼 연하게 마신다.

※ 차로 마실 때는 가급적 다른 약재를 첨가하지 않는 것이 좋다. 약용버

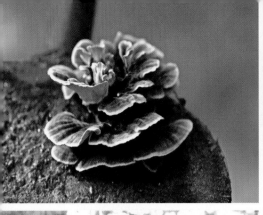
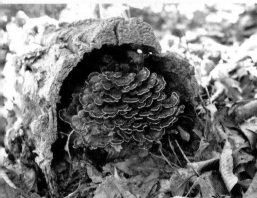
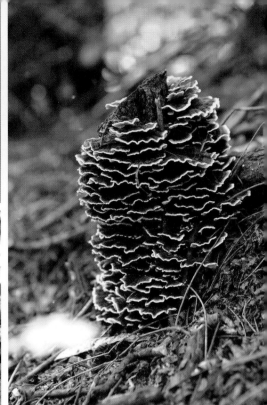

구름버섯

섯은 여러 번 우려내도 되는데 재탕하기 전에 말려서 쓰는 것이 좋다.

※ 약용버섯은 상온에 보관하면 벌레가 버섯을 상하게 하므로 냉장 보관
한다.

항균, 항암, 면역력 강화

꽃송이버섯

학명 *Sparassis crispa* (Wulfen) Fr. 과명 꽃송이버섯과

특성

이름에서 알 수 있듯이 상아 빛의 꽃 모양을 하고 있어, 얼핏 보면 하얀 꽃다발을 보는 듯하다. 여름부터 가을 사이에 잣나무 · 낙엽송 등 침엽수 뿌리 쪽에 발생하는 대형 버섯이다. 매년 그 부근에서 발생하지만 개체 수는 많지 않다. 살이 단단하고 씹는 맛이 좋아서 식용하며, 약으로도 이용한다. 인공재배가 되는 버섯이다.

효능

천연물 중에서 베타(1,3) 글루칸 성분을 가장 많이 함유하고 있는데 건조 중량의 43.6%라고 한다. 베타(1,3) 글루칸은 버섯에 함유되어 있는 식물 섬유의 일종으로 항종양 활성이 있고, 몸의 면역 기능을 높이며 지방을 분해하고 혈당치를 낮춘다. 또 알레르기나 기관지 천식에도 효험이 있다.

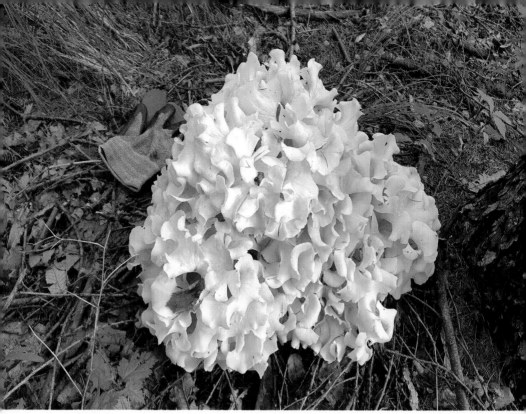

꽃송이버섯

꽃송이버섯의 당뇨병에 관한 특허와 논문

비만, 당뇨 등의 성인병이 증가하고 있으며 천연 건강기능성 원료를 첨가한 선호도와 수요가 늘고 있다. 꽃송이버섯 분말을 첨가한 케이크에서 분말 첨가량을 2%로 했을 때 기능적, 관능적 측면에서 가장 적합하다. - 꽃송이버섯 분말을 첨가한 케이크의 품질특성, 한경대학교 바이오정보기술대학원 장우혁외 3, 한국식품영양과학회지, 2013. 12. 31.

꽃송이버섯 건조분말을 제2형 당뇨 마우스에 투여할 경우, 혈장내 글루코오스 함량을 감소시킬 수 있을 뿐만 아니라 혈중의 지질을 감소시킴으로써 고지혈증 치료 효과도 얻을 수 있어 당뇨 환자의 혈당을 조절하거나 비만 등으로 인한 고지혈증을 개선시킨다. - 항당뇨 효과를 보이는 꽃송이버섯 건조분말, 특허공개 제1020130067927호, 주식회사 비트로시스

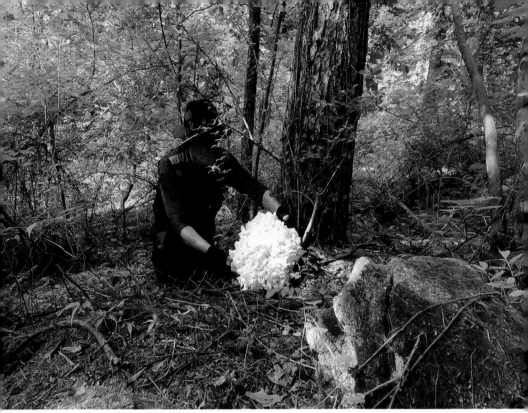

몸에 좋은 이용법

숙회 · 전골 · 잡채 · 밥 | 숙회 또는 버섯전골을 만들어 먹는다. 잡채나 밥에 넣는다.

꽃송이버섯차 | 말려서 차로 마신다.

술 · 식초 | 담금주나 막걸리, 발효 식초를 만든다.

가루 식재료 | 말려서 가루를 만들어 각종 요리에 첨가한다. 된장 · 고추장 등 장을 담글 때 넣는다.

※재배한 식용버섯은 햇볕에 살짝 말리는 것이 좋다. 햇빛의 자외선에 의해 버섯에 함유된 에르고스테롤이 비타민 D로 변하기 때문이다.

활용도가 매우 높은 버섯

느타리

학명 *Pleurotus ostreatus* (Jacq.) P. Kumm. 과명 느타리과

특성

봄부터 늦가을 사이, 그러나 주로 늦가을에 버드나무 · 가중나무 · 오동나무 등의 활엽수 고목 그루터기에서 다발로 발생한다. 오래된 칡덩굴에도 발생한다. 겨울에도 잘 말라 있어서 채취할 수 있다. 인공재배를 많이 하는데, 자연산은 대가 짧고 재배품은 대가 길다. 갓은 매끄럽고 모양은 부채꼴이며 어릴 때는 회갈색이 진하다가 커지면 옅어진다. 산느타리는 감칠맛을 내므로 '맛버섯'이라고도 한다.

효능

느타리에는 베타글루칸이 풍부해 면역 기능을 높여 암세포 증식을 억제하고, 단백질을 분해하는 효소가 있어서 연육 효과가 있다. 버섯 100g당 열량이 25kcal, 탄수화물이 5.8g 정도로 칼로리와 탄수화물이 적고 식이섬유가 풍부하므로 다이어트에 도움이 된다.

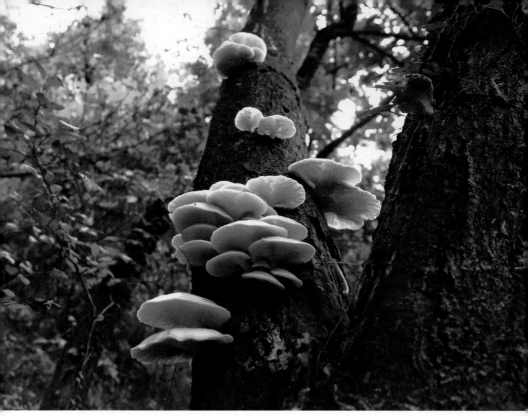

느타리의 당뇨병에 관한 특허와 논문

당뇨를 유발시킨 흰쥐에게 느타리와 표고버섯 단백다당체를 투여한 후 혈액에서 혈장 포도당, 단백질, 콜레스테롤, 중성지방, 유리지방산, ALT, AST 활성도를 측정하여 혈당 수준과 에너지원 조성에 미치는 영향을 조사한 결과, 혈당 강하작용을 보였으므로 고혈당의 문제가 있는 환자의 식이요법에 유용하게 이용될 수 있다. - 버섯 단백다당체가 당뇨 유발 흰쥐의 혈당수준 과 에너지원 조성에 미치는 영향, 덕성여자대학교 식품영양학과 김명화 외 2, 한국영양학회지, 1997. 9. 30.

노랑느타리버섯 추출물은 항당뇨 효능을 제공함에 따라 당뇨와 같은 각종 성인병 예방 혹은 치료에 도움이 된다. - 노랑느타리버섯 유래 항당뇨성 추출물 및 이의 추출방법, 특허등록 제1779580호, 경기도

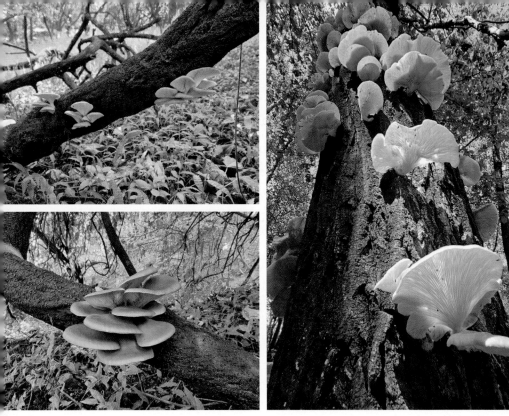

느타리

몸에 좋은 이용법

식재료 | 느타리는 찌개나 전, 나물 등 활용도가 굉장히 높다. 통상적인 요리로 이용하는데, 30분에서 1시간 정도 햇볕에 말려 쓰면 더 좋다. 에르고스테롤 성분이 비타민 D로 변하기 때문이다.

느타리차 | 말려서 차를 우려내어 마신다.

느타리 가루 | 말려서 가루를 내어 요리에 첨가한다.

느타리 즙 | 자연 상태 그대로 착즙기를 사용하는 물리적 방법으로 착즙액을 만들어서 음료 · 케이크 · 빵 등 음식물에 넣기도 한다.

향버섯

능이

학명 *Sarcodon aspratus* 과명 굴뚝버섯과

특성

진하고 독특한 향기가 있어서 '향버섯'이라고 한다. 9~10월경 참나무 숲, 특히 능선 부근 신갈나무 숲에서 군락을 이룬다. 7~8월 한여름에 발생하는 여름 능이도 있다. 동양권 능이는 활엽수림대에 다발로 발생하는데, 미국이나 유럽 능이는 침엽수림대에 하나씩 독립적으로 발생한다. 소나무숲에서 발생하는 무늬노루털버섯도 식용으로 분류되지만, 쓴맛이 강하므로 '개능이'라고 한다.

효능

단백질 · 비타민 · 무기질 · 섬유질 등의 영양소가 풍부하고 칼로리가 낮아 다이어트에 좋다. 단백질을 분해하는 프로테아제, 지방을 분해하는 리파아제 등의 소화 효소가 풍부하고, 항암 효과, 항염증 활성, 콜레스테롤 감소 효능 및 당뇨병과 깊은 관련이 있는 혈당 강하 효능 등이 있다.

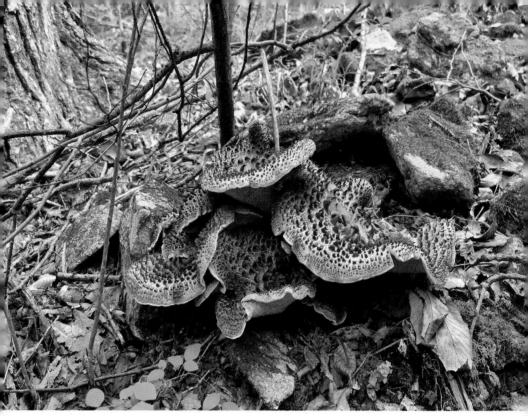

능이

민간에서는 고기 먹고 체했을 때, 기관지염이나 천식 등에 버섯 달인 물을 이용했다.

비만은 당 및 지질대사에 장애를 초래하는 인슐린 비의존형 당뇨병, 고혈압, 고지혈증 등의 대사성질환과 심혈관 질환을 증가시킨다. 총콜레스테롤, 중성지방을 비롯하여 LDL-콜레스테롤 함량은 능이버섯 식이에 의해 감소되었다. - 능이버섯이 고지방식이에 의한 고지혈증 비만 쥐에 미치는 영향, 대구카톨릭대학교 생물학과 이경숙외 1, 생명과학회지, 2009. 9. 30.

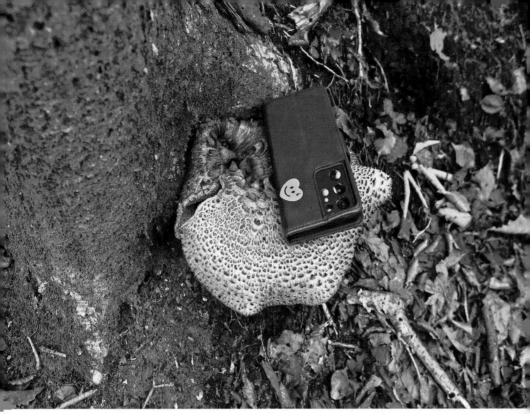

능이

몸에 좋은 이용법

능이차 | 말린 능이 적은 양을 미지근한 물로 우려내어 차로 마신다.

능이술 | 말린 능이로 술을 담는다.

고기 요리 재료 | 일반적인 식용버섯처럼 다양한 요리가 가능하지만 육류와 잘 어울린다.

※ 위장에 염증이나 궤양이 있으면 섭취하지 않는다. 양을 많이 하면 위장 장애가 생긴다. 능이 만진 손은 반드시 씻어야 한다.

동충하초

학명 *Cordyceps militaris* (L.) Fr. 과명 동충하초과

특성

곤충에서 발생하는 버섯의 일종이다. 동충하초균에 감염되면 곤충이 죽게 되고, 그 내부에서 균사체가 번식하여 여름에 노란색 또는 흰색의 자실체를 올린다. 우리나라에는 벌·노린재·매미·나방·번데기 등 다양한 곤충에서 발견된다. 누에를 이용한 누에동충하초를 재배한다. 흰색 가루 모양의 백강균도 동충하초과에 속한다. 고욤나무 또는 청가시덩굴 열매에서 발생하는 식물성 동충하초도 있다.

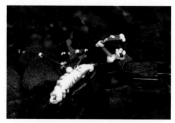

백강균에 감염된 사마귀

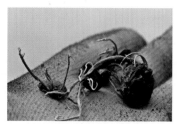

군천자(고욤 동충하초)

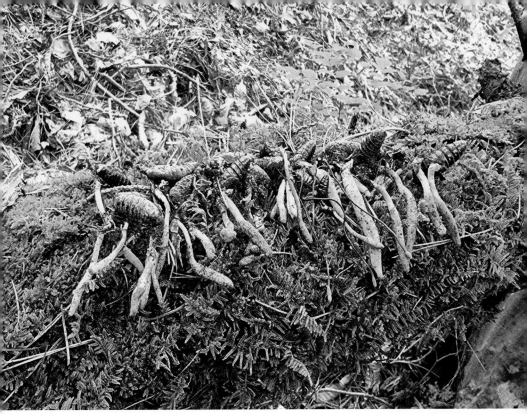

동충하초

효능

최근 연구에 의하여 항암활성, 면역 증강, 만성피로 개선 및 노화 방지 등의 효능이 밝혀졌다. 백혈병 치료에 연구되고 있는 코디세핀(cordycepin)이 함유되어 있는데, 세포의 유전정보에 관여하면서 저하된 면역기능을 활성화시키는 물질이다. 현재까지의 연구는 순기능에만 집중되어 있으나, 동충하초 추물물이 암세포뿐만 아니라 정상 줄기세포에 대한 독성이 확인되었는데, 게르마늄을 함유하도록 배양한 번데기동충하초의 추출물은 정상 줄기세포의 증식을 촉진시킨다는 내용의 특허가 있다(특허등록 제1568823호 참조).

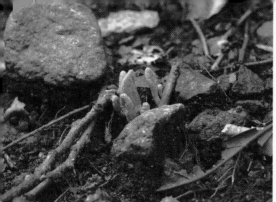

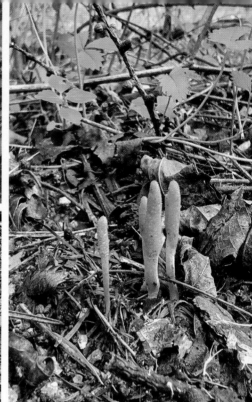

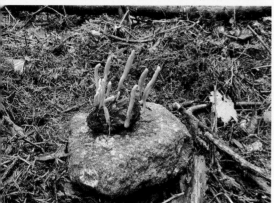

동충하초

동충하초의 당뇨병에 관한 특허와 논문

흰쥐에게 동충하초 추출분말 처리 사료를 식이한 결과 혈장, 췌장, 근육
조직의 인슐린 분비량의 변화는 혈장 포도당 농도변화와 거의 유사한 경
향을 보였는데, 동충하초 추출 분말의 처리량과 인슐린 분비량 사이에는
처리량의 증가에 따라 지속적으로 인슐린 분비량이 감소하는 정의 상관
관계를 보였다. - 동충하초 추출 분말이 흰쥐의 혈장지질 및 혈당농도에 미치는 영향, 대원과학대

학 식품영양과 이미숙외 1, 한국식생활문화학회지, 2004. 4. 30.

본 발명은 누에동충하초와 여주 및 마그네슘을 함유하는 혈당강하용 조
성물에 관한 것으로, 동물 실험에서 평균 60% 이상의 혈당강하 효과를
나타내었으며, 이는 각 개별성분으로는 달성할 수 없는 우수한 혈당강하
효능이다. -동충하초와 여주를 함유하는 혈당강하용 조성물, 특허등록 제522532호, 한국과학기술연

구원 외 1

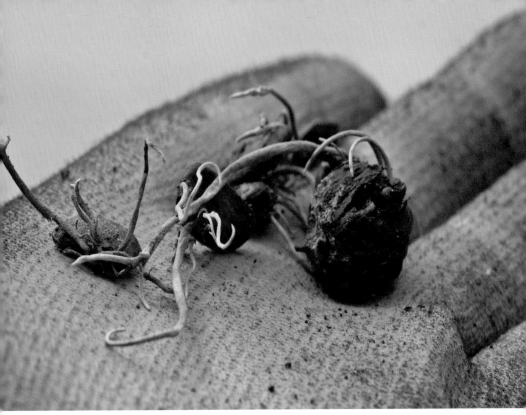

군천자 동충하초

몸에 좋은 이용법

동충하초차 | 말려서 차로 마시거나 술을 담근다. 발효 식초를 만들기도
한다.
백숙 재료 | 버섯전골이나 백숙·수육 등 일반 요리에 첨가한다.
분말 | 가루로 만들어 고추장·된장 등 장류를 담글 때 첨가한다.

8천 년 전에도 이용한 버섯

말굽버섯

학명 *Fomes fomentarius* (L.) Fr. 과명 구멍장이버섯과

특성

우리나라를 비롯하여 중국이나 아메리카 등의 북반구에 널리 분포한다.
활엽수류의 생입목이나 고사목 줄기, 쓰러진 나무 등에 홀로 또는 무리
지어 발생하는 종 모양 또는 말굽 모양의 여러해살이버섯이다. 참나무류
에 발생하는 대형종과, 자작나무의 소형종 버섯이 있다. 히포크라테스도
창상 치료에 이 버섯을 사용하였다는 기록이 있을 정도로 오랫동안 약용
해 왔다.

효능

항바이러스성 물질이 있으며, 다양한 소화 효소를 함유한 천연소화제이
다. 유기 게르마늄과 다당류인 베타글루칸을 함유하여 항암 효과가 있고
치매 예방 및 치료 효능이 있다. 성인병의 원인인 유해산소의 항산화 작
용에 효과가 있어서 암·당뇨·심장질환·신장염·위염·간염 등 각종

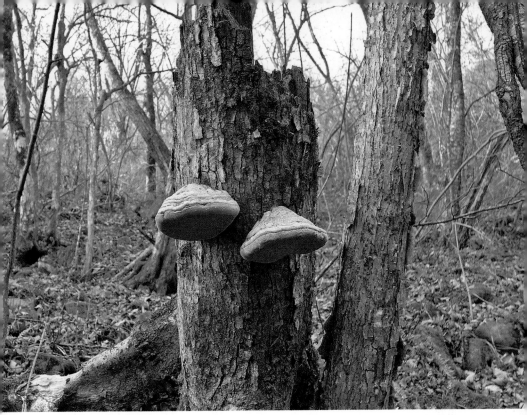

말굽버섯

성인병의 치료 및 예방에 도움이 된다.

말굽버섯의 당뇨병에 관한 특허와 논문

말굽버섯의 물 추출물과 메탄올 추출물은 혈당조절 기능, 지질대사 개선 및 면역작용을 활성화시킴으로서 STZ(Streptozotocin)의 투여로 인한 당뇨의 증상을 완화시킨다. - 말굽버섯 추출물이 당뇨 흰쥐의 혈당, 지질대사 및 면역세포에 미치는 영향, 동아대학교 식품영양학과 김나영외 6, 한국식품영양과학회지, 2005. 7. 30.

본 발명은 항당뇨 및 신체 활성화 등과 같이 인체에 유익한 말굽버섯의 각종 약리 성분을 그대로 이용할 수 있을 뿐만 아니라 특히 항당뇨, 항암, 소적화어, 항산화 작용에 효능이 있는 기능성 식자재의 개발에 관한 것이다. - 말굽버섯을 응용한 기능성 항당뇨 프리믹스 제품과 그 제조방법, 특허공개 제 1020060044282호

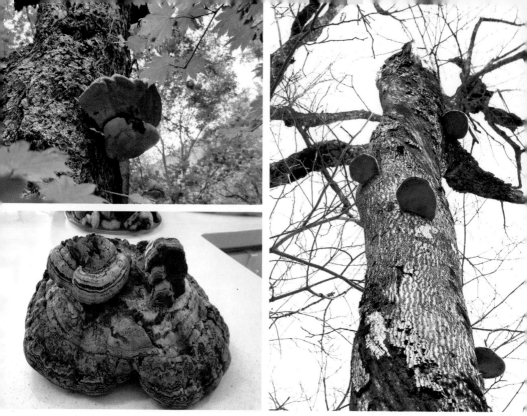

말굽버섯

몸에 좋은 이용법

차 | 잘게 쪼개서 물에 끓여 마시는데 감초와 대추를 넣기도 한다. 차로 마실 때는 재료의 양을 적게 넣는다.

술 | 담금주를 담그거나 추출물로 지은 고두밥으로 막걸리를 담기도 한다.

커피 | 분말을 만들어 커피와 섞으면 말굽버섯 커피가 된다.

※ 말굽버섯 영양죽, 말굽버섯 김 등의 식품을 만들거나 기능성 베개를 만든다는 특허가 있다.

나무의 귀

목이

학명 *Auricularia auricula-judae* (Bull.) Quél. 과명 목이과

특성

죽은 활엽수에 무리 지어 자란다. '목이(木耳)'라는 이름은 버섯 모양이 '나무의 귀' 같다고 하여 붙여졌다. 표면에 있는 털의 유무로 목이와 털목이로 구분하는데 털목이는 습할 때는 젤라틴 질이며, 유연하고 탄력성이 있으나 건조하면 각질화되어 상하지 않으므로 한겨울에도 채취할 수 있다. 뽕나무에 발생한 목이를 최고로 친다.

효능

식물성 식이섬유소가 많아서 비만 예방에 효과적이다. 중국의 등소평이 애용하던 식품이라고 한다. 혈액 정화 작용과 항암 효과가 있고 혈당 강하 효능이 있다.

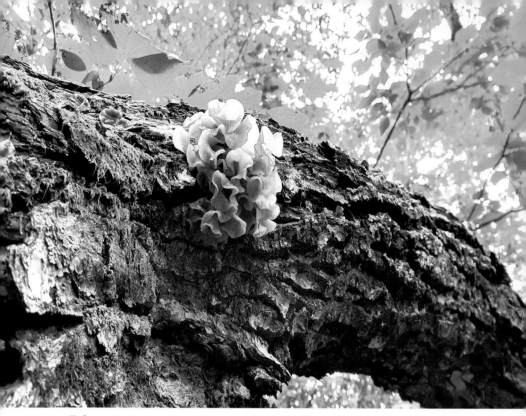

목이

목이의 당뇨병에 관한 특허와 논문

항산화 활성을 측정한 결과 털목이, 갈색목이, 흑목이 순으로 활성이 높게 나타났고, 항당뇨 활성은 3품종 모두 10mg/mL에서 60% 정도의 높은 저해활성을 나타냈으며 품종간 차이는 없었다. - 목이버섯 품종간 생리활성 비교 연구, 성균관대학교 식품생명공학과 조세현외 5, 식품과학회지, 2012. 6. 30.

목이버섯 균사체 액체배양 건조물을 유효성분으로 하는 약학적 조성물 및 건강식품은 인체에 무해하며 베타글루칸이 포함되어 있어 뛰어난 혈당 강하 효과를 나타내어 당뇨병 치료에 유용하게 사용할 수 있다. - 목이버섯 균사체 액체배양 건조물을 유효성분으로 하는 혈당강하용 약학적 조성물, 혈당 강하제 및 건강식품, 특허공개 제1020090116188호, 주식회사 뉴트라알앤비티 외 1

흰목이 버섯 조다당체 분획 추출물은 혈당강하 효과를 나타내어 당뇨병의 예방 및 치료에 유용한 약제 및 건강보조식품으로서 이용할 수 있다.

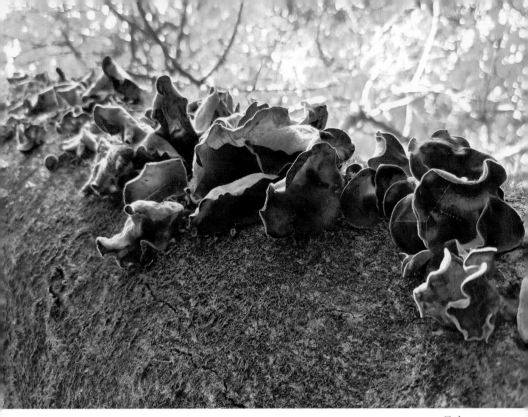

목이

- 혈당강하 효과를 나타내는 흰목이 버섯 조다당체 추출물과 이를 포함하는 당뇨병 예방 및 치료를 위한 조성물, 특허공개 제1020060020548호, 주식회사 풀무원

몸에 좋은 이용법

요리하기 전 목이는 끓는 물에 데치고 삶은 목이는 냉수에 담가 깨끗이 씻는다.

중식 재료 | 수프 · 볶음 등의 중화요리에 주로 이용한다.

목이 장아찌 | 장아찌를 담근다.

목이 부각 | 부각을 만든다.

묵 | 도토리와 함께 섞어서 묵을 만들어 먹기도 한다.

목질진흙버섯(상황버섯)

학명 *Phellinus linteus/baumii* 과명 소나무비늘버섯과

특성

높은 산의 산뽕나무 · 자작나무 · 박달나무 · 개회나무 등의 활엽수, 분비
나무 · 전나무 등의 침엽수에도 발생하는 여러해살이 약용버섯으로, '목
질진흙버섯'이라고 한다. 산뽕나무의 상황버섯을 최고로 친다. 버섯의
베타글루칸은 인체의 면역력을 높이고, 세균이나 이물질을 격퇴하여 발
병을 억제하는 작용을 한다. 재배하는 상황버섯은 개회나무에 발생하는
장수상황버섯(*Phellinus baumii*)이다.

효능

한방에서는 주로 혈증을 다스리고, 암증에 효험이 있다고 본다. 장출혈
에 도움이 되고, 월경불순 개선, 위장을 비롯한 오장의 기능 활성화, 해독
작용, 관절염 개선 등에 사용되었다. 항암 효과가 우수하고, 동맥경화 ·
고혈압 · 당뇨병 · 뇌졸중 · 치매 등의 성인병, 감기 · 폐결핵 · 기관지 천

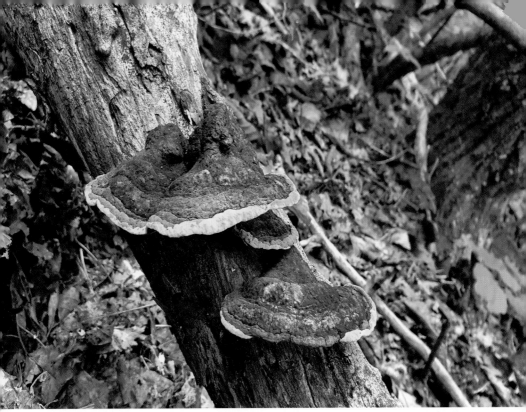

목질진흙버섯

식 등 일반 질병에도 효과가 있다.

상황버섯의 당뇨병에 관한 특허와 논문

상황버섯 균사체로부터 생산되는 세포외 다당체를 2형 당뇨 마우스에 투여할 경우, 혈장 내 글루코우즈 함량을 현저하게 감소시킬 수 있을 뿐만 아니라 혈중의 지질을 감소시킴으로써 뛰어난 고지혈증 치료 효과도 동시에 얻을 수 있어 당뇨 환자의 혈당을 조절하거나 비만 등으로 인한 고지혈증을 개선시킬 수 있는 효과가 있다. - 제2형 당뇨치료 효과가 있는 상황 버섯 균사체 유래의 항당뇨 활성 세포외다당체 및 그 제조방법, 특허등록 제963511호, 주식회사 새롬바이오 외 1

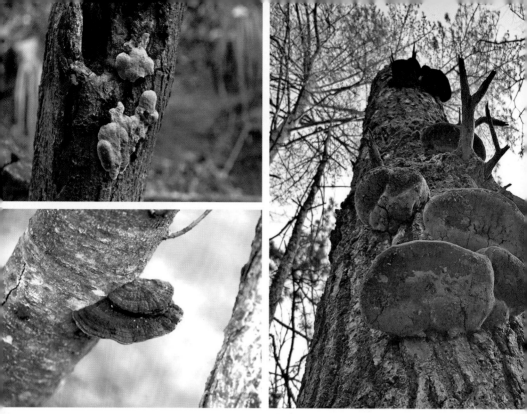

목질진흙버섯

몸에 좋은 이용법

달여서 차로 마시는데 연한 노란색으로 맑게 우러난다. 특별한 향과 맛은 없으나 맛이 순하고 담백하여 먹기에 좋다. 다만 너무 진하거나 장기간 복용할 경우 장내의 미생물 균형을 해치는 결과가 되어 소화불량 등의 다른 질병이 생기게 한다.

밥 | 밥을 지을 때 넣으면 상황버섯 밥이 된다.

술 | 담금주나 막걸리, 식혜를 만들어 먹기도 한다.

복령

학명 *Wolfiporia extensa* 과명 구멍장이버섯과

특성

벌목 또는 고사한 지 4~5년이 지난 소나무의 뿌리에 기생하는 버섯으로, 소나무가 자생하는 전국 산지에 분포한다. 가문비나무나 대나무에도 발생하는 경우가 있다. 20~50cm 깊이의 땅속에 있으므로 쇠꼬챙이로 땅을 찔러 느낌으로 찾는다. 살아 있는 나무의 뿌리에 복령균이 붙으면 나무가 죽는다. 복령(茯苓)은 백복령(白茯苓), 적복령(赤茯苓)으로 구분하며, 특히 소나무 뿌리를 감싸고 형성된 것을 '복신(茯神)'이라고 한다. 냄새나 맛도 없고 성질은 평이하다. '솔뿌리혹버섯', '솔풍령', '복토'라고 부른다.

효능

이뇨·진정·항암·항구토·항염증 기능이 있으며, 골다공증을 억제한다. 복령 가루를 꿀에 개어 팩으로 만들어 붙이면 피부색이 밝아진다. 최

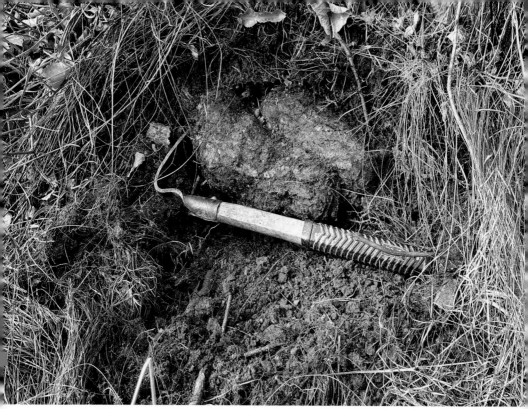

복령

근 복령 껍질의 퇴행성 신경질환 개선, 항암 작용 및 피부 미백 효과 등
이 밝혀졌다.

복령의 당뇨병에 관한 특허와 논문

복령 물추출물로 약침을 시술하여 췌장 조직의 보호 효과와 항당뇨 효과
를 실험한 결과, 복령약침은 고인슐린혈증과 고지질혈증을 개선시켰다.
-Streptozotocin 유도 당뇨 흰쥐에서 복령약침의 β-cell 손상방지 효과, 경희대학교 한의과대학 서창완외 3,
대한침구학회지, 2009. 10. 20.

복령 균핵 또는 복령의 발효 생성물에서 추출한 라노스테인 성분은 제1
형 당뇨병 및 불충분한 혈액 인슐린에 의해 유발된 제2형 당뇨병의 치료
에 모두 유용하다. - 당뇨병 치료에서 라노스테인 및 복령 추출물의 용도, 특허등록 제1730504호,
신파 티엔리 파머슈티컬 컴퍼니 리미티드(항저우)

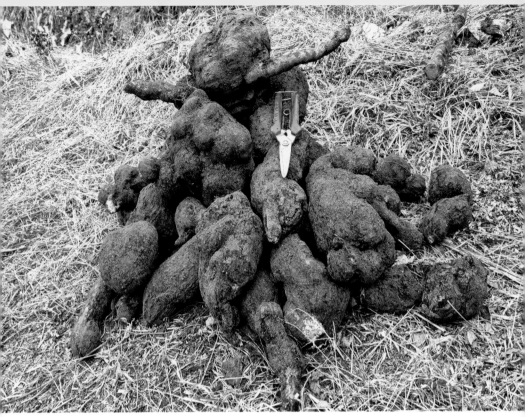

복령

몸에 좋은 이용법

껍질을 벗기고 썰어서 말려 이용한다.

복령차 | 말려서 차로 마시는데 껍질도 차로 끓여 마신다.

식재료 | 가루를 만들어 수제비나 빵 반죽에 넣고, 된장이나 고추장 등 장류를 담글 때 넣는다.

술 | 담금주나 막걸리도 만든다.

복령 팩 | 복령 분말로 팩을 만든다. 피부도 약을 먹는다.

불로초

학명 *Ganoderma lucidum* (Curtis) P. Karst. 과명 구멍장이버섯과

특성

여름철에 죽은 참나무 뿌리에서 발생하는 1년생 버섯으로, '영지버섯'으로 알려져 있으며, '진시황의 불로초'라는 별명이 있다. 처음에는 노란색으로 올라오고 갓이 형성되면서 붉게 변한다. 특유의 쓴맛이 있다. 전나무와 같은 침엽수에 발생하는 자흑색불로초도 있는데 특별산림보호대상종 버섯으로 지정되어 있다. 잔나비불로초는 일반 불로초와 형상이 다르다.

효능

독이 없고 부작용이 적으며, 강장 및 정신을 안정시키는 효과가 있고, 관절염이나 기관지염 치료에 효과가 있다. 치매 치료에 도움이 되며, 면역력을 조절하며 혈압을 낮추고 혈중 지질을 정상화시키는 효능이 밝혀졌다. 중국 연구팀은 영지 추출물이 암 치료를 위한 화학요법과 방사선 치

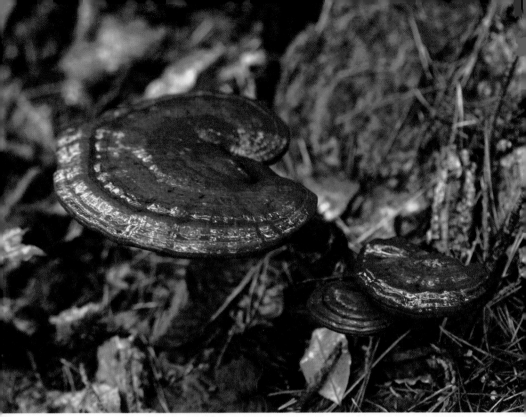

불로초

료에 의한 식욕 저하, 피로, 통증 등을 개선한다고 하였다. 북한에서는 영지차로 불면증을 개선한다고 한다.

인삼을 영지버섯 균사체로 발효시켜서 제조된 혈당강하용 다당체 분획물로, 인삼을 영지버섯 균사체로 발효하는 단계; 발효물을 증류수로 열수 추출한 후 여과하는 단계 및 여과액과 주정을 혼합하여 다당체 분획물의 침전물을 얻는 단계를 거쳐 제조된다. 이 다당체 분획물은 혈당강하 효과가 우수하여 공복혈당장애자, 내당능장애자, 당뇨병 전단계로 진단받은 자, 당뇨병 환자의 치료에 효과가 있다. - 인삼을 영지버섯 균사체로 발효시

커서 제조된 혈당강하용 다당체 분획물, 특허등록 제1072834호, 한국식품연구원

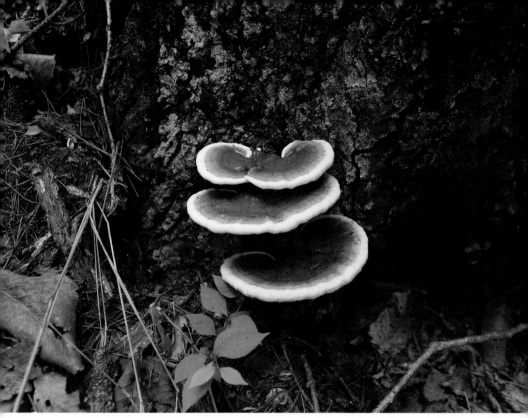

불로초

이용

상온에 그대로 보관하면 벌레가 생겨 버섯이 상한다.

불로초차 │ 잘게 썰어서 유리 용기에 담아서 냉장 보관하다가 차로 끓여 마신다. 차로 마실 때는 재료를 적게 넣고 연하게 마시는 것이 좋다. 맛이 쓰므로 감초와 대추를 첨가해도 좋다.

영지 커피 │ 커피를 만든다는 특허도 있다.

붉은덕다리버섯

학명 *Laetiporus sulphureus* var. miniatus 과명 구멍장이버섯과

특성

봄부터 여름까지 활엽수의 죽은 나무나 살아 있는 나무에 무리 지어 발생하는 목재 부후성 버섯으로 자루가 없다. 갓 끝은 안으로 굽었다가 차츰 펴지면서 물결 모양을 이루며, 어릴 때는 식용 가능하다. 표면은 선명한 주황색 또는 노란빛을 띤 주황색이고, 건조하면 흰색으로 변하고, 연한 살색의 육질은 나중에 단단해지고 쉽게 부서진다.

효능

최근 붉은덕다리버섯의 세포외 다당체가 암 전이 억제 및 면역력 증강 효과를 보이며, 인슐린 분비 조절 효과가 있다고 보고된 바 있다. 또한 피부세포의 생성을 촉진하여 상처 치유 효과 및 피부 보습 효과가 있는 것으로 알려져 있다. 특히 셀룰라아제, 글루코시다제 등의 기능성 효소를 다량 포함하고 있다.

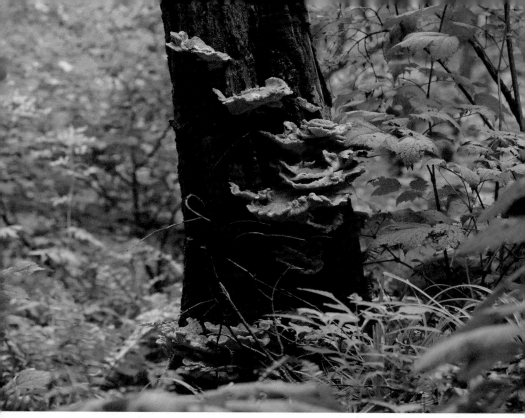

붉은덕다리버섯

붉은덕다리버섯의 당뇨병에 관한 특허와 논문

붉은덕다리버섯 균사체 배양액은 당뇨 환자의 혈당조절을 개선시킬 수 있으며, 특히 췌장 이상에 의한 인슐린 분비 장애를 개선시킬 수 있는 세포외 다당체를 제공한다. - 붉은덕다리버섯 균사체배양액 유래의 항당뇨 활성을 갖는 세포외 다당체 및 그 제조방법, 특허등록 제936176호

몸에 좋은 이용법

어린 버섯을 식용한다.

버섯 돼지고기 볶음 | 돼지고기 볶음요리와 잘 어울린다.

바위옷

석이

학명 *Umbilicaria esculenta* (Miyoshi) Minks

특성

버섯이 아닌 엽상의 지의류지만 편의상 버섯이라고 한다. 깊은 산 바위 표면에 붙어 사는데, 나뭇껍질 또는 나뭇잎처럼 생겼다. 석이가 많이 나는 곳에서는 개울 근처에서도 볼 수 있다. 마르면 단단하여 잘 부스러지므로 비 온 직후 말랑해졌을 때 채취하여 이용한다.

효능

강장, 각혈, 하혈 등의 지혈제로 쓰이며, 열독을 풀어 주는 효능이 있다. 최근 연구에 의해서 항산화, 항돌연변이원성, 아질산염 소거작용 및 항염증 작용 등 다양한 기능이 밝혀지고 있다. 『방약합편』에는 "석이는 맛은 달고 성질은 평하며 시력을 돕고 오래 먹으면 기력을 더하며 얼굴이 예뻐진다"라고 되어 있다.

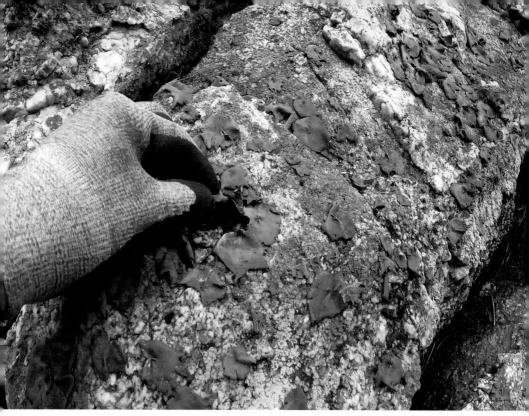

석이

석이의 당뇨병에 관한 특허와 논문

석이 추출물에 의한 식후혈당 강하작용을 연구한 논문으로 주요 내용으로는 알파글루코시다제에 대한 억제 효과를 석이 추출물에서 확인하였고, 열, 산 및 알칼리 및 가수분해효소로 처리하였을 때 원래 효과의 95%이상을 유지하였다. 포유 동물과 곰팡이로부터 유래된 2당류 가수분해효소에 대하여 강력한 억제를 보여 주었고, 글루코아밀라아제를 제외한 폴리사카라이드 가수분해에 대하여 억제 또는 약한 억제를 보여주었고, 수용성 녹말과 설탕의 구강 투약 후에 쥐에서 혈중 글루코스 수준의 상승을 억제하였다. - 석이 추출물에 의한 식후 혈당강하작용, 한국식품개발연구원 이경애 외 1, 생약학회지, 2000. 3. 30.

석이로부터 알파글루코시다제의 활성저해에 유효한 성분을 추출 정제하는 방법으로, 석이 추출물은 알파글루코시다제의 활성을 저해함으로

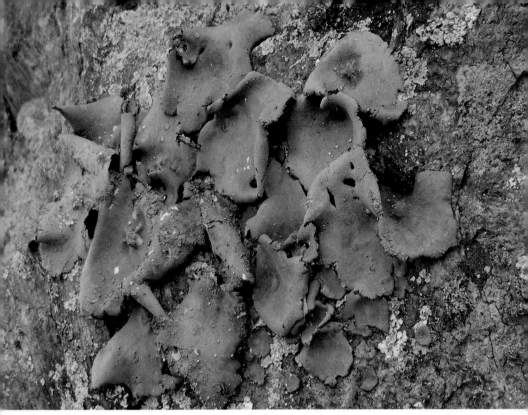

써 식후 혈당치를 감소시켜 당뇨병 환자의 혈당 상승에 따른 합병증의 진전을 개선시키며 비만 치료제로서도 응용될 수 있다. - 석이로부터 유효성분의 추출·정제방법 및 그 추출물을 함유한 생약 조성물, 특허등록 제372104호

몸에 좋은 이용법

따뜻한 물에 충분히 불려서 독성을 우려내는 것이 좋다.
석이차 | 물에 끓여서 차로 마신다.
석이 숙회 | 데쳐서 초고추장이나 기름장에 찍어 먹거나 무침이나 튀김 등 각종 요리에 이용한다.
석이술 | 발효주를 담기도 하며, 막걸리를 넣고 발효 과정을 거치는 기정떡에 석이를 넣는다는 특허가 있다.

소나무잔나비버섯

학명 *Fomitopsis pinicola* (Sw.) P. Karst. 과명 잔나비버섯과

특성

소나무나 전나무 등 침엽수의 고목 또는 죽은 가지에 일년 내내 자생하는 여러해살이 버섯이다. 자루가 없고, 나무 줄기에 선반 모양으로 붙어서 자란다. 갓의 지름은 30cm 내외, 두께는 15cm 정도이며 갓 표면은 흑색 또는 적갈색이고, 아랫면은 흰색 또는 연한 노란색이다. 쓴맛이 난다.

효능

각종 암과 심장병에 효과가 있고, 고지혈증을 개선하며 췌장 세포의 손상을 억제하고 인슐린 저항성과 비만을 수반하는 대사증후군을 예방한다. 당뇨로 인한 활성산소 생성을 억제하는 효능이 있다.

소나무잔나비버섯의 당뇨병에 관한 특허와 논문

소나무잔나비버섯 자실체 추출물 및 배양균사체 추출물은 알도스환원

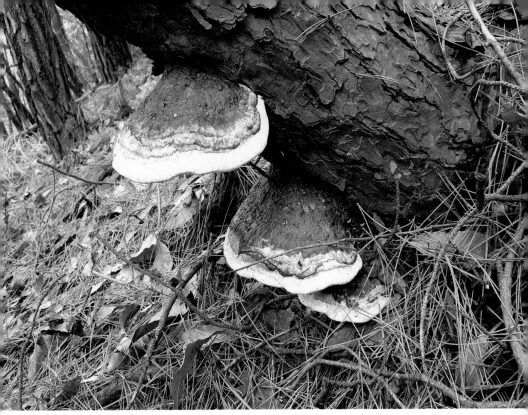

효소의 활성을 억제하고, 중성지질, 총 콜레스테롤 및 LDL 콜레스테롤의 농도를 감소시키므로, 백내장 또는 신장병 등의 당뇨합병증과 같은 알도스환원효소의 활성증가에 기인하는 질환의 치료 또는 예방효과를 나타내는 기능성 식품개발에 활용될 수 있다. - 당뇨합병증 예방 효과를 나타내는 소나무잔나비버섯 추출물 및 그 용도, 특허등록 제859986호, 유진바이오팜영농조합법인

몸에 좋은 이용법

버섯차 | 잘게 썰어서 차로 끓여 마신다.
분말 식재료 | 가루 내어 수제비나 빵 등을 만들 때 넣고 된장이나 고추장 등 각종 장을 담글 때 이용하며 담금주나 막걸리도 만든다.

복령의 향기

송이

학명 *Tricholoma matsutake* (S. Ito & S. Imai) Singer 과명 송이과

특성

우리나라를 비롯한 중국·캐나다·미국 등 북반구의 소나무 숲에서 발생하는 식용버섯이다. 주로 일교차가 심한 가을에 발생하지만 여름에 발생하는 송이도 있다. 소나무로부터 탄수화물을 공급받고 땅속 무기물을 공급하는 공생 관계에 있다. 송이는 생으로 먹을 수 있으나 고산지대 송이는 약성이 강하여 배탈이 생기는 경우가 있다.

효능

맛은 달고 독이 없으며 특유의 향이 있다. 항암 효과가 확인되었으며, 혈중 콜레스테롤 억제, 동맥경화, 당뇨, 심장병, 손발저림, 허리와 무릎 시림 등에 치료 효과가 있다. 조선시대 의서인 『방약합편』에서는 "송이는 향이 있고 위를 실하게 하며, 식욕을 증진시키고, 설사를 멎게 하며 기를 돕는다"라고 기록되어 있다.

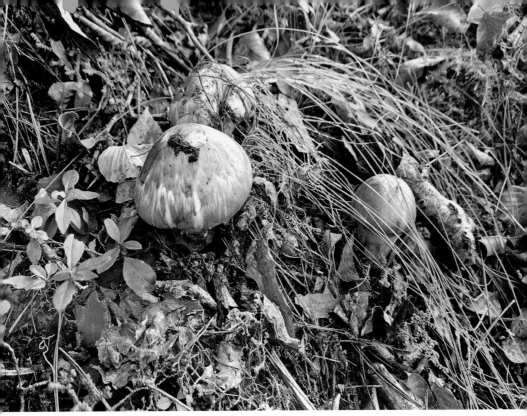

송이의 당뇨병에 관한 특허와 논문

한약과 곡물 배지에서 송이버섯 균사를 혼합 배양하여 얻은 추출물은 당뇨에 의한 고혈당 수치를 감소시켰다. - 당뇨 쥐에서 송이버섯 혼합 배양 추출물이 혈당과 간 기능에 미치는 영향, 원광대학교 한의과대학 김혜자 외 5, 대한예방한의학회지, 2008. 8. 31.

송이버섯 균사체 발효조성물은 항산화, 체중 조절, 콜레스테롤 저하, 고지혈증 개선, 동맥경화 완화, 당뇨병 완화, 혈액순환 개선, 면역력 개선, 안면홍조 개선 및 골다공증 개선 등의 여성호르몬 불균형에 따른 갱년기 질환 개선용 건강기능식품으로 유용하다. - 우수한 풍미와 증진된 기능성을 갖는 혼합 곡물의 송이버섯 균사체 발효조성물, 그의 제조방법 및 그의 식품에서의 이용, 특허등록 제1889596호, 경남과학기술대학교

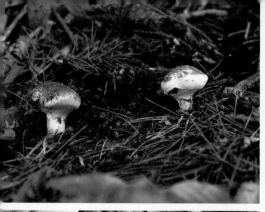
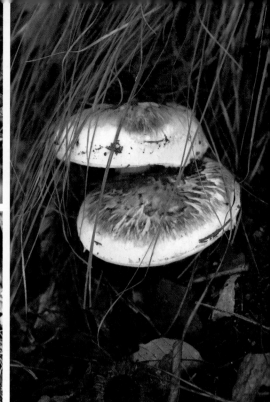
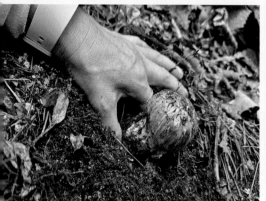

송이

몸에 좋은 이용법

송이회 | 생으로 기름장에 찍어 먹는다. 잘게 쪼갤수록 진한 향을 느낄 수 있다.

송이장조림 | 장조림을 만든다.

송이장아찌 | 고추장이나 된장에 넣어 숙성시켜 먹는다.

송이술 | 송이주를 담는다.

송이감주 | 고두밥을 찌면서 송이를 넣어 송이 감주를 만든다.

송이기름 | 상품 가치가 떨어진 송이는 분말을 만들거나 송이 기름을 만들어 각종 요리에 첨가한다. 죽이나 칼국수 밥 등에 넣어서 먹는다.

잎새버섯

학명 *Grifola frondosa* (Dicks.) Gray 과명 잎새버섯과

특성

가을에 참나무 등의 활엽수 고사목이나 생목의 그루터기에 발생하는 대형 버섯으로, 무수히 분지하여 다발을 이루며 10kg까지 자라기도 한다. 아시아, 유럽, 북미 등에도 분포하는데 일본에서는 '마이타케(舞茸, 춤추는 버섯)', 영어로는 'King of mushrooms'라고도 한다. 맛과 향이 좋은 고급 버섯으로, 톱밥으로 인공재배하고 있다. 산림청의 특별산림보호대상종 버섯이므로 야생의 잎새버섯을 채취하면 처벌을 받는다.

효능

잎새버섯은 면역기능을 활성화하여 항암 효과를 나타낸다고 알려져 있다. 베타글루칸이 많이 함유되어 있는데 베타(1.3)글루칸에 베타(1.6)글루칸이 더 들어 있는 구조로서 베타(1.6)글루칸은 단기간에 면역력을 활성화하는 것으로 알려져 있다. 다이어트 및 비만 치료에 효과가 있고, 고혈

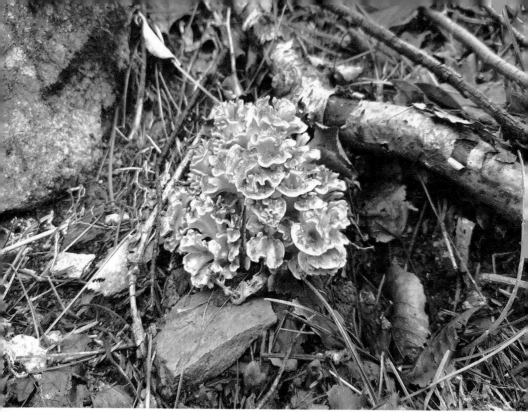

잎새버섯

압, 당뇨에도 효능이 있다.

잎새버섯의 당뇨병에 관한 특허와 논문

잎새버섯을 냉수추출방법을 통하여 추출한 분획물이 독성이 없고 알파 글루코시데이즈 저해 활성이 뛰어남을 확인하였다. 이러한 결과는 잎새버섯 냉수추출 분획물이 식후 혈중 포도당 농도의 급격한 상승을 억제시켜 당뇨병 예방 및 치료에 이용될 수 있다. - 알파 글루코시데이즈 저해 활성을 갖는 잎새버섯 냉수 추출 분획물, 특허공개 제1020050119062호, 주식회사 풀무원

잎새버섯 추출물은 항비만 및 항당뇨 효과가 있으므로 비만, 당뇨, 고지혈증, 고혈압 및 죽상동맥경화증 등의 대사증후군의 예방, 개선, 치료에 효과적으로 사용될 수 있다. - 잎새버섯 추출물을 유효성분으로 포함하는 대사증후군 예방 또는 치료용 조성물, 특허공개 제1020160068064호, 창원대학교 외 1

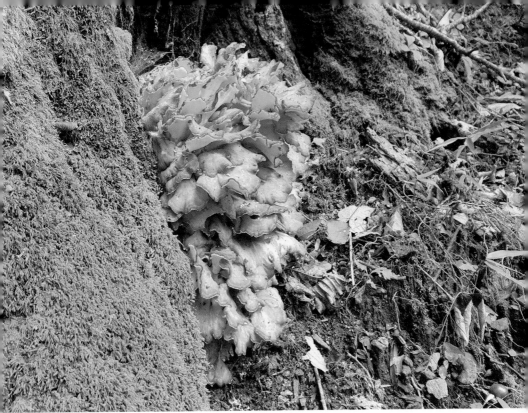

잎새버섯

몸에 좋은 이용법

잎새버섯차 | 말려서 차로 마신다.

분말 식재료 | 분말을 만들어 각종 요리에 첨가한다.

전골 요리 | 버섯전골 등 통상적인 다양한 요리에 이용한다.

※ 버섯을 데치거나 씻은 물은 버리지 말고 국이나 차를 이용한다.

잎새버섯 장아찌 | 장아찌를 만들거나 튀김 과자를 만든다.

차가버섯

자작나무시루뻔버섯

학명 *Inonotus obliquus* (Fr.) Pilát 과명 소나무비늘버섯과

특성

자작나무시루뻔버섯의 다른 이름인 '차가(chaga)'는 '암과 같은 버섯'이란 의미의 러시아 말이다. 바이러스가 자작나무에 착생하여 수액을 먹고 자라는 여러해살이버섯으로, 시베리아·캐나다 등 북반구의 한대지역에 분포한다. 우리나라에서는 지리산이나 강원도의 고산 지역에서 드물게 발생하는데, 자작나무 외에 물박달나무나 거제수나무 등 다른 자작나무과 나무에서도 발견된다. 차가는 자실체가 아니라 균핵 형태이며, 다 자라면 나무를 뚫고 나온다. 나무의 수관부를 점령하여 나무는 죽게 된다.

효능

시베리아 유목민들은 차로 끓여 마시거나 피부병에 달인 물을 발랐다. 러시아에서는 16세기경부터 불치병을 치료하는 약으로 알려졌고, 현재는 공식적인 암 치료 약재로 인정받고 있다. 북한의 『약초의 성분과 이

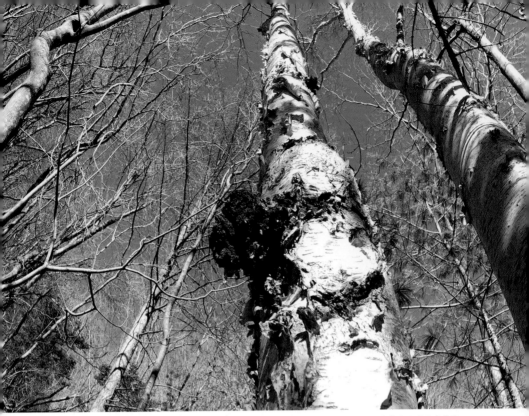

자작나무시루뻔버섯

용』이라는 책에는 "차가의 물 추출액은 종양의 증식을 억제하고, 종양 환자의 일반 상태를 좋게 한다. 위암 환자에게 쓰면 밥맛을 돋우고 고화가 잘되게 한다. 유효성분은 물에 잘 풀리는 색소 물질로 생각되는데 효소 활성 작용이 있는 망간이 주목된다"라고 되어 있다.

차가버섯의 당뇨병에 관한 특허와 논문

차가버섯 추출물은 비만 생쥐의 당뇨병의 다양한 증상들을 완화하는 효과가 있고, 고혈당 인체의 혈중 글루코스 수치를 정상화를 위한 치료상의 보충 효과가 있으며, 비인슐린 의존성 당뇨병에도 효과가 있는 것으로 나타났다. - 차가버섯 추출물이 당뇨 생쥐의 혈당수준에 미치는 영향, 상명대학교 외식영양학과 홍희옥, 한국영양학회지, 2007. 10. 30.

차가버섯 발효물 또는 차가버섯 분말에 어성초 분말을 혼합한 것을 원료

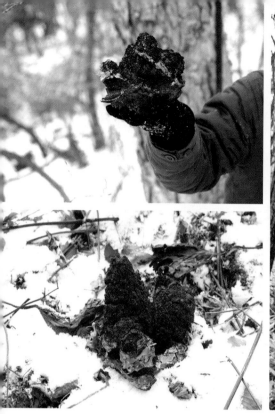
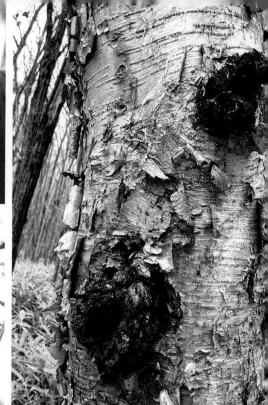

자작나무시루뻔버섯

로 하여 발효시킨 당뇨병 예방 및 치료용 조성물을 제2형 당뇨 모델 생
쥐에 투여한 결과, 차가버섯 발효물과 어성초 첨가 차가버섯 발효 조성
물이 원래의 차가버섯에 비해 현저히 뛰어난 혈당 조절 효과 등 당뇨 예
방 및 치료 효과를 나타내었다. – 차가버섯 발효물을 함유하는 당뇨 예방 및 치료용 조성물,
특허등록 제547169호

몸에 좋은 이용법

차가버섯차 | 물로 우려내어 차로 마실 때는 미지근한 물이 좋다. 약리적
인 작용을 하는 효소는 60°C 이상의 온도에서는 활성도가 현저히 낮아
지기 때문이다. 성질이 차므로 몸이 찬 사람은 과용하지 않는 것이 좋다.
아토피 환자에게는 차가버섯 우린 물을 마시거나 환부에 직접 바른다.

영지처럼 쓴맛이 나는

잔나비불로초

학명 *Ganoderma applanatum* (Pers.) Pat. 과명 구멍장이버섯과

특성

참나무류, 느티나무 등 활엽수의 생목이나 고사목에 무리 지어 발생한다. 갓 표면은 회갈색, 매끈한 아랫면은 흰색, 내부는 자주색의 코르크질이다. 영지처럼 쓴맛이 나서 '잔나비불로초'라고 하는데 '잔나비걸상버섯'이라고도 한다.

효능

생약명은 '수설(樹舌)'이라고 하며, 신경쇠약·신장병·중풍·뇌졸중·B형 간염 등을 치료한다. 중국과 일본에서는 식도암과 위암에 민간약으로 이용한다. 고형암의 성장을 억제하고 항암 활성에 시너지 효과가 있다.

잔나비걸상버섯의 당뇨병에 관한 특허와 논문

공복혈당 및 식후혈당, 당화혈색소는 8주 투여 후 유의하게 감소하였다.

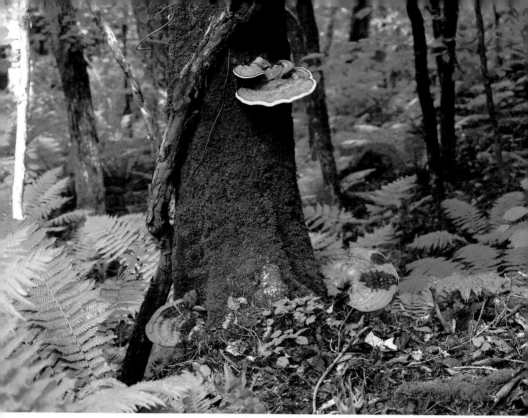

잔나비불로초

잔나비걸상버섯 균사체 추출물은 랑게르한스섬의 변성을 예방함으로써
혈당치를 감소시킨다. - 잔나비걸상버섯 균사체의 Mice 및 인체에서의 항당뇨 효능연구, 주식회
사 켐온 김갑호 외 8, 한국식품영양학회지

잔나비불로초버섯 추출물은 당뇨성 질환에 유용한 물질이므로 당뇨와
관련된 질환의 예방제, 치료제 및 치료보조제가 될 수 있다. - 당뇨 질환의 예
방 또는 치료용 잔나비불로초 추출물, 특허등록 제416399호, 한국생명공학연구원

몸에 좋은 이용법

잔나비불로초차 | 잘게 썰어서 차로 끓여 마신다. 쓴맛이 있으므로 감초
와 대추, 겨우살이를 첨가하면 좋다.

※ 차로 마실 때는 재료를 적게 넣고 연하게 마시는 것이 좋다.

표고

학명 *Lentinula edodes* (Berk.) Pegler 과명 솔밭버섯과

특성

봄부터 가을에 걸쳐 떡갈나무 · 신갈나무 · 졸참나무 등 참나무류의 고사목, 쓰러진 나무 줄기, 그루터기 등에서 발생한다. 갓 표면은 담갈색에서 점차 흑갈색으로 변해 가고, 얕거나 깊게 갈라져서 거북등 모양으로 된다. 종균을 접종하여 인공재배를 하는데 송이와 표고의 장점을 살린 '송고버섯'이라는 신품종 버섯도 있다. 혈액의 콜레스테롤 축적을 억제하는 성분이 있다는 것이 밝혀졌고 고혈압이나 동맥경화에 유익하다. 중국에서는 표고버섯을 으뜸으로 친다.

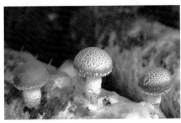

송고버섯

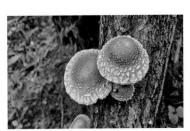

표고

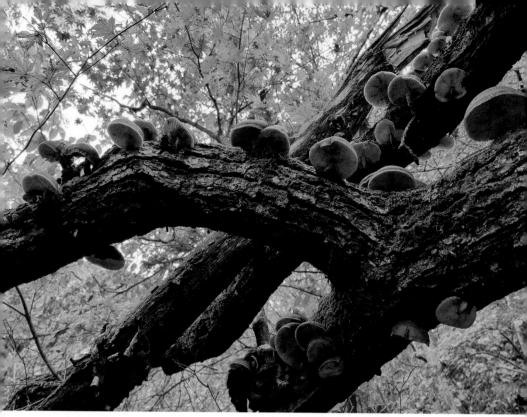

표고

효능

표고의 에리타데닌(eritadenine) 성분은 콜레스테롤 수치를 낮추어 주므로 고혈압이나 동맥경화 등의 심혈관 질환과 성인병 예방에 유용하다. 에리 타데닌은 마른 버섯을 물에 불릴 때 녹아 나오므로 그 물을 버리지 말고 이용한다. 레시틴 성분은 암세포의 증식도 막고 혈액순환 개선에 효과가 있다. 베타클루칸 성분은 면역력을 향상시킨다. 최근 연구에 의하면, 항 암 및 항고혈압 작용이 있는 것으로 밝혀졌고, 목재 분해력이 뛰어나 펄 프 산업 폐수 정화와 축산 폐기물 정화 산업에서도 이용 가치가 있는 것 으로 알려졌다.

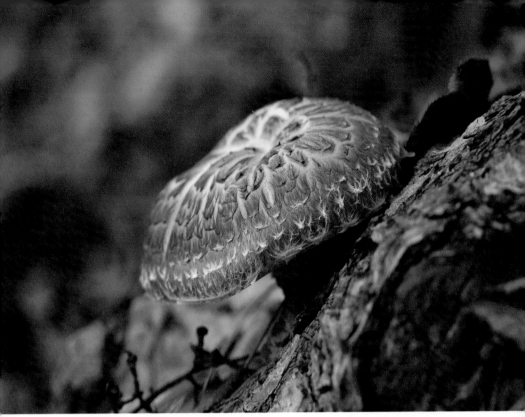

표고버섯의 당뇨병에 관한 특허와 논문

표고버섯의 공급을 통한 당뇨로 인한 혈당, 혈청 콜레스테롤, 글루타치온 관련 효소 등의 변화를 조사한 결과, 표고버섯을 식이한 후 당뇨 쥐의 혈당과 혈청 콜레스테롤은 감소하였고, 글루타치온 관련 효소 활성의 증가는 억제되었다. - 표고버섯의 섭취가 당뇨 유발 쥐의 혈당과 지질농도 및 글루타치온 효소계에 미치는 영향, 목포대학교 식품영양학과 조영자외 3, 한국영양학회지, 2002. 3. 30.

표고버섯의 균사체 액체배양으로부터 생산된 세포외 다당체는 대조군에 비해 혈장 포도당의 레벨을 21.5% 정도로 감소시키고 혈장 인슐린의 농도를 증가시키는 뛰어난 효과가 있다. 또한 혈장의 총 콜레스테롤과 트리글리세라이드 함량을 각각 25.1과 44.5%로 낮추는 효과가 있다. - 표고버섯유래 세포외 다당체의 당뇨병 치료용 조성물 및 그 분리방법, 특허등록 제475444호, 주식회사 자생바이오

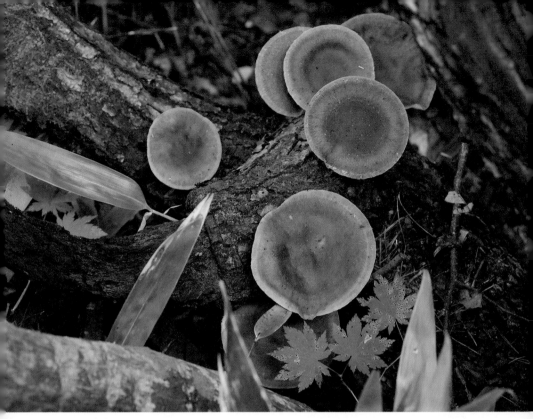

표고버섯

몸에 좋은 이용법

표고차 | 마른 표고를 미지근한 물에 담가서 우려내어 차로 마신다.
표고 장아찌 | 표고버섯 장아찌를 담는다.
※ 기름에 튀겨서 과자나 쿠키도 만들고, 분말을 만들어서 청국장이나 된장, 젓갈에 첨가한다는 특허가 있다.
※ 재배 표고는 햇볕에 말리는 것이 좋다. 에르고스테롤이라는 물질이 비타민 D로 변하기 때문이다. 오래 말리면 비타민 D가 파괴된다.

흰굴뚝버섯

학명 *Boletopsis leucomelas* 과명 사마귀버섯과

특성

가을에 침엽수림 또는 소나무가 섞여 있는 잡관목 숲 속의 땅에서 무리 지어 자란다. 버섯 갓은 지름 5~20㎝ 정도이고, 갓 표면은 회색빛을 띤 가죽 같은 느낌이며 갓 아래쪽은 흰색이다. 송진이 떨어지는 소나무 아래서 주로 발생하며, 동물이나 사람 발자국을 따라 포자가 이동하므로 한 개를 발견하면 줄 지어 있는 것을 찾을 수 있다. 버섯 자루가 짧아서 땅바닥에 붙어 있으며 개체 수도 많지 않아 발견하기 어렵다. '굽더더기' 또는 '굽더더기버섯'이라고 부른다.

효능

식용, 약용한다. 피를 깨끗하게 하며, 간을 보호하고, 항염 및 항암 효과가 있다. 알레르기나 천식 치료에 쓰이며, 역류성식도염에 효과가 있고, 당뇨 개선 효능이 있다. 흰굴뚝버섯에 대한 최근의 연구는 거의 없다.

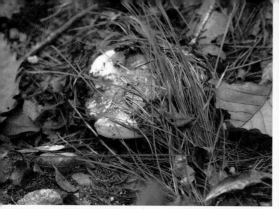
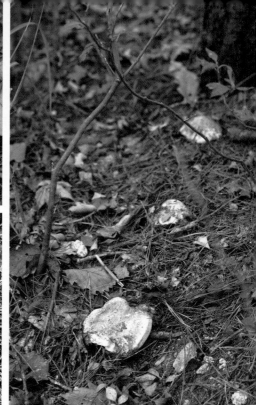
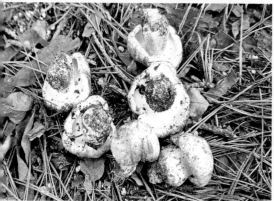

흰굴뚝버섯

흰굴뚝버섯의 당뇨병에 관한 특허와 논문

흰굴뚝버섯의 100% 에탄올 및 100% 메탄올 추출물은 천연 항산화제 및
당뇨병 치료 또는 예방 요법에 유용하다. – 흰굴뚝버섯 용매별 추출물의 항산화 및 항

당뇨 활성, 경북대학교 김연진 석사학위논문 2015

몸에 좋은 이용법

맛이 약간 쌉쌀하고 식감이 좋다. 독특한 맛이 있어 미식가들이 선호하
는 버섯이다.

버섯 숙회 | 끓는 물에 데쳐서 초고추장이나 기름장에 찍어 먹는다.

버섯 볶음 | 볶음이나 잡채 등으로 요리한다.

버섯 전골 | 전골이나 찌개를 만들어 먹는다.

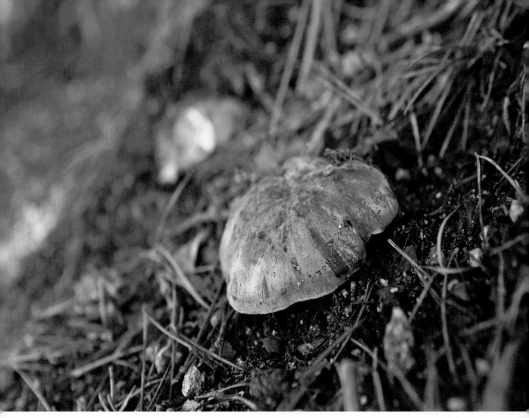

흰굴뚝버섯

삼겹살 구이 | 삼겹살을 구워 먹을 깨 곁들인다. 콜레스테롤을 분해한다.

버섯 술 | 깨끗이 씻어서 말려 소주를 붓고 1년간 숙성시킨 다음 하루 한 잔 정도 마신다.